TROUBLESHOOTING FOR PCI SUCCESSFUL BAILOUT STRATEGY

こんなときどうする？

PCIトラブルの対処術

監修 坂田泰史

編集 Grüentzig Club 編集委員会
南都伸介／藤井謙司／西野雅巳

南江堂

■ **監　修**

坂田　泰史　さかた やすし　大阪大学大学院医学系研究科循環器内科学教授

■ **編　集**

Grüentzig Club 編集委員会

南都　伸介　なんと しんすけ　西宮市病院事業管理者 兼 西宮市立中央病院循環器内科顧問
藤井　謙司　ふじい けんし　桜橋渡辺病院循環器内科副院長
西野　雅巳　にしの まさみ　大阪労災病院循環器内科副院長

■ **執　筆**（執筆順）

藤井　謙司　ふじい けんし　桜橋渡辺病院循環器内科副院長
南都　伸介　なんと しんすけ　西宮市病院事業管理者 兼 西宮市立中央病院循環器内科顧問
中村　大輔　なかむら だいすけ　大阪労災病院循環器内科
習田　　龍　しゅった りゅう　大阪労災病院循環器内科心血管科部長
横井　研介　よこい けんすけ　大阪大学医学部附属病院循環器内科
武田　吉弘　たけだ よしひろ　りんくう総合医療センター循環器内科部長
野嶋　祐兵　のじま ゆうへい　西宮市立中央病院循環器内科部長 兼 心臓血管センター長
永井　宏幸　ながい ひろゆき　桜橋渡辺病院循環器内科
安岡　良典　やすおか よしのり　国立病院機構大阪南医療センター循環器疾患センター部長
渡部　徹也　わたなべ てつや　八尾市立病院循環器内科部長
矢野　正道　やの まさみち　大阪労災病院循環器内科副部長
松寺　　亮　まつてら りょう　国立病院機構大阪南医療センター循環器科
佐々木達哉　ささき たつや　医療法人正和病院副院長
久米　清士　くめ きよし　大阪府済生会千里病院循環器内科副部長
田中　彰博　たなか あきひろ　大阪労災病院循環器内科
廣岡　慶治　ひろおか けいじ　大阪府済生会千里病院循環器内科主任部長
岡村　篤徳　おかむら あつのり　桜橋渡辺病院循環器内科部長
西野　雅巳　にしの まさみ　大阪労災病院循環器内科副院長
森　　直己　もり なおき　大阪警察病院循環器内科
角辻　　暁　すみつじ さとる　大阪大学大学院医学系研究科国際循環器学寄附講座・寄附講座教授

監修の序

これからの医療は，IT（Information Technology），IoT（Internet of Things），AI（Artificial Intelligence），VR（Virtual Reality）などの導入により大きく変わると言われています．電子カルテがどこの病院でもつながるようになれば，紹介状を書く必要はなくなります．すでにコンタクトレンズで血糖値が測定できるようなデバイスが開発され，そのデータは医師の手元ではなく，まず「クラウド」に入ります．CT画像が自動的に腫瘍病変を指摘する日は近いでしょう．心臓リハビリテーションもリハビリ室を離れ世界中どこへでも「自転車で駆け回れる」ようになるかもしれません．このような時代に，我々人間は「医師」として何ができるのでしょうか．

これまで医師という職業を形作ってきたものは，医療に関する情報を手元におくこと，必要があれば患者さんに針やメスを入れても罰せられないこと，この二点です．しかし今や，前者は患者さんに開放されています．これからの医師は，患者さんと情報を共有しながら，患者さんに「触れる診療」に専念できるようになるのかもしれません．循環器内科医は，丁寧な問診と身体所見，心エコー図検査，そしてデバイス治療など，患者さんに「触れる診療」を多く持ってきました．その中でも，その技術を最も研ぎ澄ませてきたのがPCIです．1977年チューリッヒにて，Andreas R. Grüentzig 先生がヒトの冠動脈に対する世界第一例目の冠動脈バルーン拡張術に成功して以来，慢性期から急性期への適応拡大，患者さんの術前後の管理，合併症対策のためのニューデバイスや薬物療法の開発という多くの課題に対し，基礎研究，臨床研究，医工連携，そしてmedical staff とのチーム医療の確立まで，循環器医は努力を積み重ねてきました．その努力は，急性心筋梗塞死亡率低下や，狭心症の苦痛からの解放につながっていると思います．

大阪大学循環器内科とその関連病院でも，多くの先輩方がこれらの課題に取り組み，研究成果を挙げ，PCI治療の発展に貢献してきました．PCIの技術に関して，南都伸介先生，藤井謙司先生，西野雅巳先生を中心とした「Grüentzig Club」が合併症やトラブルを公開し，その発生状況，bailout，反省点を共有することで，より安全なPCIを多くの医師が行えるように努力されてきました．合併症やトラブルは，どうしても公にしたくないという気持ちが働きます．それを表に出し，共有しやすい雰囲気を作ってこられたGrüentzig Clubの先生方には心から敬意を表します．そして，その情報を多くの読者にも共有していただければ，監修者としてこれ以上の喜びはありません．

2018年7月

大阪大学大学院医学系研究科循環器内科学

坂田泰史

編集の序

　PCIにおいて合併症やトラブルのない手技が完遂できることは理想ではありますが，難度の高い手技においては，合併症を完全に回避することは不可能です．また，手技中に合併症やトラブルが生じた場合には，ただちに対応することが求められます．医局に帰って本を読んでよく考えて，明日対処するというような対応は許されません．つまり，術中の難局を"今"切り抜けることが要求されます．そのためには，術者にあっては，起こりうるすべてのトラブルに関する対処術を習得しておき，発生時にただちに対応することが求められるのです．

　合併症やトラブルなどは，一度経験すれば，次回からは事前に回避することが可能ですし，もし発現しても速やかに対処することができます．しかしながら，合併症やトラブルに関して，PCIに携わる多くの術者各々が，すべての事象を経験することは困難です．そんなにたくさん合併症を起こされては，患者はたまったものではありません．そこで，トラブルの回避手技を，知識として術者の引き出しにたくさん入れておくことが必要となります．

　大阪大学循環器内科およびその関連病院では，PCIの症例検討会「Grüentzig Club」を多年にわたり，すでに40回以上開催しています．そこでは，PCI合併症とその対策も議論されており，臨床の現場で即役に立つ多くの情報が集積されています．そこで，今回，南江堂の協力により，PCI合併症に関する知識と情報をまとめた教本を企画しました．企画に際しては，「Grüentzig Club」の症例アーカイブをもとに，読者の役に立つ対処術を網羅するとともに，次のような方針で編集しました．

- PCI術者やカテーテル室スタッフが知っておくべき合併症について，発生機序や予防法の知識とともに，対処術をまとめる．
- 各項目の冒頭に「Essence」を設け，概要を簡単に把握できるようにする．
- 対処術における具体的な手技は「HOW TO」という囲み記事にまとめて解説し，手順をわかりやすく示す．
- これからPCIを始める初学者やカテーテル室スタッフにも理解しやすいよう，専門的な用語には脚注に「用語解説」を設ける．
- 予防法・対処術に関するもう一歩踏み込んだ注意点を，各項目末尾の「LEVEL UPのためのアドバイス」に整理する．
- 「Grüentzig Club」の症例アーカイブから実際の図表・写真を多用し，視覚的にもわかりやすく実践的な内容とする．

　チェズレイ・サレンバーガー三世は，乗客乗員155人が乗ったUSエアウェイズ旅客機が両側エンジン停止状態に陥った際，冷静な判断でハドソン川への不時着水を成功させた機長として知られています．彼が事後のインタビューで"訓練してきたことをやっただけ，自慢も感動もない"と言ったとされていますが，まさに，PCI術者もトラブル解消後に持つべき心境だと思います．さらに，"急いでやらなくてはならないことの1つは，妻に電話して今日は夕飯はいらないと断ることだ"と追加したのは，外国人ならではの，まことにウイットに富んだコメントでしょう．

　本書を熟読していただいて，もしもの場合にはサレンバーガー機長のような心境で，冷静に合併症に対処されることを願っています．

2018年7月

Grüentzig Club編集委員会
南都伸介，藤井謙司，西野雅巳

目　次

A　日本におけるPCI合併症の現状　……………………………… 藤井謙司　1

B　デバイススタック

〈1〉IVUSスタック
1. 発生機序と予防法　………………………………………… 南都伸介　3
2. 対処術　……………………………………………………… 南都伸介　8

〈2〉ガイドワイヤースタック
1. 発生機序　…………………………………………………… 中村大輔　13
2. 対処術　……………………………………………………… 習田　龍　15

〈3〉バルーンスタック
1. 発生機序と予防法　………………………………………… 南都伸介　21
2. 対処術　……………………………………………………… 南都伸介　23

C　冠動脈血腫
1. 発生機序と診断法　………………………………………… 横井研介　27
2. 対処術　……………………………………………………… 横井研介　30

D　冠動脈破裂 バルーン血管形成術やステント留置後
1. 発生機序と予知法　………………………………………… 習田　龍　33
2. 対処術
   a パーフュージョンカテーテル利用法　………………… 武田吉弘　38
   b カバードステント利用法　……………………………… 武田吉弘　45

E　冠動脈穿孔
1. 発生機序と予防法　………………………………………… 野嶋祐兵　51
2. 対処術
   a コイル利用法　…………………………………………… 野嶋祐兵　53
   b 塞栓物質利用法　………………………………………… 永井宏幸　58
   c マイクロカテーテル利用法　…………………………… 安岡良典　63

F slow flow/no flow
1. 発生機序と予知法 …………………………………… 渡部徹也 66
2. 予防法 ……………………………………………………… 渡部徹也 71
3. 対処術 ……………………………………………………… 渡部徹也 78

G ステント脱落
1. 発生機序と予防法 …………………………………… 南都伸介 81
2. 対処術 ……………………………………………………… 南都伸介 85

H 穿刺部合併症
1. 仮性動脈瘤・動静脈瘻 ……………………………… 矢野正道 91
2. 後腹膜血腫 ……………………………………………… 永井宏幸 95
3. TRIの穿刺部合併症 ………………………………… 横井研介 99
4. Angio-Sealのトラブル ………………… 松寺　亮・佐々木達哉 103
5. 腸腰筋膿瘍 ……………………………………………… 野嶋祐兵 108

I 空気塞栓
1. 発生機序と予防法 …………………………………… 南都伸介 112
2. 対処術 ……………………………………………………… 南都伸介 117

J その他の合併症
1. 急性A型大動脈解離に合併する冠虚血 ………… 武田吉弘 119
2. 造影剤腎症 …………………………………… 久米清士・佐々木達哉 127
3. ガイディングカテーテルのキンク ……………… 田中彰博 132
4. Tornusの合併症 ……………………………………… 廣岡慶治 135

K ロータブレーターの合併症
1. 発生機序と予防法 …………………………………… 岡村篤徳 139
2. 対処術
   a slow flow/no flow …………………………… 岡村篤徳 145
   b 冠動脈破裂 ……………………………………… 中村大輔 148

c スタック	岡村篤徳	151
d その他	岡村篤徳	153

L　レーザー血管形成術の合併症

1. 発生機序と予防法	西野雅巳	156
2. 対処術		
a 冠動脈破裂	森　直己	162
b その他	西野雅巳	164

M　角辻流：IVUSを活用した合併症対処術

1. 血腫の診断・対処術	角辻　暁	166
2. 冠動脈破裂の予知・診断・対処術	角辻　暁	171

索　引 ……………………………………………………………… 176

A 日本におけるPCI合併症の現状

a PCIの合併症

　経皮的冠動脈インターベンション（percutaneous coronary intervention：PCI）の合併症としては，①術者の技量不足によるもの，②患者側の要因によるもの，③使用デバイスによるもの，④その他，があると考えられる．①は術者の習練により，②③はあらかじめ想定してPCIに臨めるが，④は熟練した術者がいくら気をつけていてもある一定の確率で生じうるものもあり，100％防ぎきることはできない．

b PCIレジストリーからわかる合併症の発生頻度

1）欧米のPCIレジストリー

　欧米の大規模なPCIレジストリーでは，死亡・心筋梗塞の発症・緊急バイパス手術や出血合併症というような，PCIの合併症で生じた結果の頻度は報告されているが，それがどういうテクニカルな合併症で生じたのかは詳細に検討されていないし，その対処法についてもまとまって記載された報告はない．

2）J-PCIレジストリー

　毎年20万件以上が登録されている日本での大規模なPCIレジストリーであるJ-PCIレジストリーでは，合併症として「院内死亡」，「PCI手技による心筋梗塞」，「心タンポナーデ」，「心原性ショック」，「院内発症のステント血栓症」，「緊急手術」，「輸血を必要とする出血合併症（アクセスサイト）」，「輸血を必要とする出血合併症（非アクセスサイト）」の8項目の入力がある．非公開データのため詳述はできないが，日本心血管インターベンション治療学会レジストリー委員会資料では，その発生頻度はいずれも1％以下で，なかでも「心タンポナーデ」，「院内発症のステント血栓症」，「緊急手術」，「輸血を必要とする出血合併症（アクセスサイト）」，「輸血を必要とする出血合併症（非アクセスサイト）」の項目は0.1〜0.2％と低い．

3）日本心臓血管データベース（JCD）

　日本心臓血管データベース（Japan Cardiovascular Database：JCD）では，3,700例ほどの登録症例において，J-PCIレジストリーでの合併症項目に加えて，「造影剤腎症の発症」，「人工透析への移行」，「TIMI分類のgrade 3以下」，「冠動脈解離」，「冠動脈破裂」の頻度を報告している[1]．このうち本書でも取り上げた合併症に相当する「TIMI分類のgrade 3以下」は4.2％，「冠動脈破裂」は1.0％となっている．傾向として造影上のlesion complexityが上がるほど頻度は上昇する傾向にあると報告している．いずれにしても，これらの合併症はまれであるということになる．

　ただ，合併症は頻度が低いからといって，ないがしろにはできないことは言うまでもない．

早く察知して，迅速に対応し，少しでもリカバーして悪い結果を残さないように努力することが重要である．医学の分野でEBMというとevidence-based medicineであるが，こういうまれな合併症においてはevidenceを統計解析することはできないし，解答も1つとは限らない．しかしながら，臨床の最前線においては，こういうexperience-based medicineも重要であることを再認識すべきであると考える．

文 献

1) Endo A et al：Angiographic lesion Complexity Score and In-Hospital Outcomes after Percutaneous Coronary Intervention. PLoS One **10**：e0127217, 2015

B デバイススタック

〈1〉IVUS スタック

1 発生機序と予防法

Essence
- IVUS は，そのショートモノレール構造のために冠動脈内でスタックしやすい．
- IVUS スタックは，冠動脈入口部とステント部で発生しやすい．
- スタックの処置を誤ると IVUS 先端が離断する．

a 発生機序

- 血管内超音波（intravascular ultrasound：IVUS）がスタックする要因として，そのショートモノレール構造があげられる（図1）．
- ショートモノレール構造では，ガイディングカテーテルの外，つまり冠動脈内で IVUS のシャフトとガイドワイヤーが分離して存在するために，冠動脈入口部やステント挿入部で IVUS 抜去時にスタックが発生することがある．
- スタックを解除しようとして，強引に IVUS シャフトを引くと，先端が離断して冠動脈内に遺残することとなる．
- 強引に引くことにより抜去できる場合もあるが，ステントに強くスタックしていれば，ステントを大きく変形させたり，IVUS 先端が離断する危険性がある．

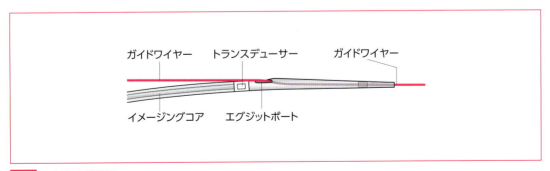

図1 IVUS の構造図
IVUS のシャフトの部分は，イメージングコアとそれを保護する外筒によりなる．また，ワイヤールーメンは，モノレール型のバルーンカテーテルのそれに比べ約 15 mm と非常に短く（ショートモノレール構造），冠動脈内においてガイドワイヤーと IVUS のシャフトが分離した状態で存在し，ワイヤーエグジットポートは，バルーンカテーテルではガイディングカテーテルのルーメン内部に位置するが，IVUS では冠動脈内に露出している．

B. デバイススタック −〈1〉IVUS スタック

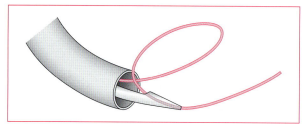

図2 冠動脈入口部での IVUS スタック
ガイディングカテーテルのエンゲージ不良時には，図のような形態で IVUS がスタックしやすい．

表1　IVUS 時にガイドワイヤーのたわみやすい状況

①先端が当たっている状態でのガイドワイヤーの送り込み
②ガイディングカテーテルのエンゲージ不良（浮いている状態）
　➡たわみが大きくなる要因
③IVUS 先端がガイドワイヤーのフロッピー部分にかかっている
　➡ガイドワイヤーが引き戻されやすい
④ガイディングカテーテルと冠動脈入口部の同軸性の欠如
⑤モータードライブを作動させていない
　➡ガイドワイヤーが引き戻されやすい
⑥トランスデューサーを遠位部に戻していない

1）冠動脈入口部での IVUS スタック

- 冠動脈入口部での IVUS スタックは，IVUS カテーテルとガイドワイヤーの間に分離が生じている状態で IVUS を抜去した場合に，ガイディングカテーテルの入口部でワイヤーがたわみ，とぐろを形成し，IVUS をガイディングカテーテルに収納不可能となることが原因である（図2）．この現象は，ガイディングカテーテルのエンゲージがはずれている際に生じやすい．
- ガイドワイヤーのたわみの原因としては，表1 に示すような場合がある．

2）ステントによる IVUS スタック

- ステントによる IVUS スタックの原因としては，① IVUS の構造的要因，②冠動脈の解剖学的要因，③ステント側の要因，が考えられる．

a）IVUS の構造的要因

- ショートモノレール構造のために，冠動脈内でガイドワイヤーエグジットポートが露出しており，ここにステントストラットがトラップ（はまり込む）（図3）されるために IVUS がスタックする．さらに，ショートモノレール構造では，ガイドワイヤーが冠動脈内で IVUS のシャフトと分離して間隙があるために，前述のとおりステントストラットがエグジットポートに導かれやすい．

- エンゲージ（engage）　ガイディングカテーテルを冠動脈入口部に挿入する操作．
- ステントストラット（stent strut）　ステントの網状部分．

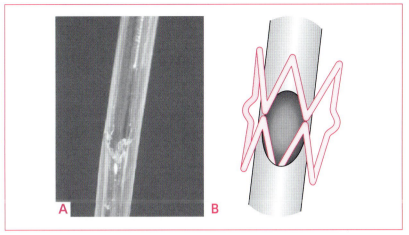

図3 IVUS スタックの原因

IVUS がステントにスタックし，抜去に成功した IVUS の先端部分（A），エグジットポートが拡大・破壊されており，おそらく模式図（B）のように IVUS のワイヤーエグジットポートにステントがトラップされていたものと類推される．

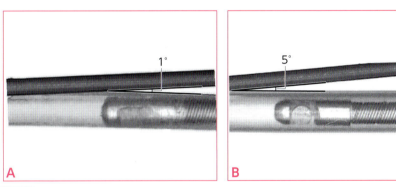

図4 Boston Scientific 社の新（A），旧（B）IVUS の比較

OptiCross（A）では，Atlantis SR Pro2（B）と比較してガイドワイヤーエグジットポートアングルが浅く（1°対5°），ガイドワイヤーセパレーションが起こりにくくなり，ステントとのスタックの発生頻度が激減した．チップ部分の素材などは社外秘となっており詳細は不明であるが，色調が異なることなどから素材にも改良が施されている可能性がある．

- Boston Scientific 社の新しい IVUS においては，ショートモノレール部分の構造が改造され，ガイドワイヤーエグジットポートアングルを浅くしたデザインにより，ガイドワイヤーセパレーションが起こりにくくなり，ステントとのスタックの発生頻度が激減した（図4）．
- ガイドワイヤーも PCI の最後のほうには，特に先端のフロッピー部分は，よれよれになっている場合が多い．このような状態のフロッピー部分が，IVUS エグジットポートに位置すると，IVUS シャフトとガイドワイヤーが分離しやすく，ステントストラットをエグジットポートに導きやすくなり，スタックの原因となる．

B. デバイススタック-⟨1⟩ IVUS スタック

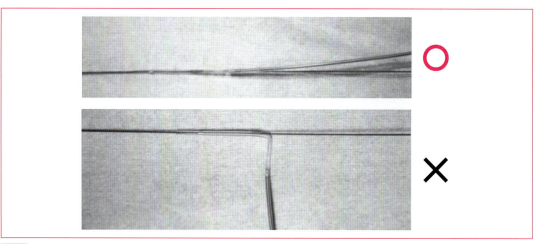

図5 IVUS スタックの生じやすい状態
PCI 中は，頻回に IVUS を出し入れすることになるが，IVUS の出し入れの際に下図のように先端部分を折り曲げたような荒い取り扱いをすると，エグジットポートが拡大し，ステントにスタックしやすくなる．必ず PCI 終了時まで上図のような状態を保つ必要がある．

- IVUS を抜去する際には，フロッピー部分がエグジットポートにかからないように，ガイドワイヤー先端を十分遠位側に戻しておくことが肝要である．
- IVUS を頻回に使用した PCI の手技終了時には，IVUS 先端が痛んで，ガイドワイヤーと IVUS シャフトが大きく分離していることが多く（図5），最終 IVUS の時点でスタックすることが多い．

b）冠動脈の解剖学的要因
- 冠動脈遠位部の小血管，冠動脈の屈曲部位がある．小血管は，当然内腔径が細く，IVUS とステントが接触しやすいし，屈曲部位の大弯側では IVUS は，ステントに押し付けられながら走行するために，エグジットポートにステントストラットがトラップされやすい．

c）ステント側の要因
- 小口径のステント，ステントのマルアポジション，ステントオーバーラップなどがある．小血管に留置された小口径のステントでは，前述したように，IVUS とステントが接触しやすいし，特に低圧拡張でマルアポジションの状態では，スタックする危険性は高くなる．ステントが血管に高圧拡張留置された場合には，ステントストラットは若干内膜に埋没した状態となり，スタックは起こりにくいが，逆にステント内にステントが留置された状態であるステントオーバーラップ部位では，内側に留置されたステントストラットが浮きやすく，スタックの要因となる．

✏️
- マルアポジション（malapposition）　ステントのストラットが血管壁に密着せずに一部血管内で浮いた状態になること．

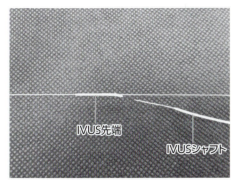

図6 離断した IVUS 先端と IVUS シャフト

HOW TO　IVUS 先端部分を離断させないために

- スタックを解除しようとして，強引に IVUS シャフトを引くと，先端が離断して冠動脈内に遺残することとなる（図6）．強引に引くことにより抜去できる場合もあるが，先端が離断しなくてもステントを大きく変形させる危険性がある．離断を予防するには，IVUS のスタックを少しでも感じた場合には，その瞬間に，引く手技をただちに中止して，次項「B-〈1〉-2．対処術」で示す対処法を選択すべきである．
- IVUS のシャフトの部分は，イメージングコアとそれを保護する外筒によりなる．外筒はポリエチレンでできており，エグジットポートの部分は脆弱であり，通常この部分で離断する．離断した場合には，断裂した近位部の長さを体外で確認して，冠動脈内に残留した部分のおおよその長さを把握しておく必要がある．

b 予防法

- IVUS 時にガイドワイヤーのたわみやすい状況（表1）を避ける．
- 特に，冠動脈遠位部の小血管や冠動脈の屈曲部遠位部に IVUS を挿入する場合には，表1 の状況を避ける．
- 遠位部小血管に，低圧拡張でステントを留置した場合には，IVUS の必要性を再考し，無用な IVUS を実施しない．

LEVEL UP のためのアドバイス

- IVUS のエグジットポート部は丁寧に取り扱う．
- ガイドワイヤーは，IVUS 先端のできる限り遠位部に置き，ワイヤーのフロッピー部分が IVUS のエグジットポートにかからないように留意する．
- IVUS スタックのリスクの高い状況下では，施行前に IVUS の必要性を再考する．
- 術者が疲れ切るぐらい長時間の PCI では，IVUS も疲れて痛んでいる．最終 IVUS まで，気を引き締めて手技することが必要である．

B デバイススタック

〈1〉IVUS スタック

2 対処術

Essence
- スタックの状況（冠動脈入口部でのスタック，病変部でのスタック，ステントでのスタック，IVUS スタック後の先端断裂）によって対処術が異なる．
- ステントにスタックした場合は，① IVUS を引くことでスタックは解除できない，② IVUS を再度遠位部へ移動し，スタックをまず解除，③遠位部へ IVUS を移動できない場合には，コアワイヤーを変更する．

a 冠動脈入口部での IVUS スタックの対処術

- まず，IVUS 抜去時に少しでも抵抗を感じた場合には，IVUS カテーテルを強引に引かないことが肝要である．強く IVUS を引き込むとガイドワイヤーを折ってしまうからである．透視で，ワイヤーのたわみによりスタックしていることを確認し，次のような手技でスタックを解除する．

  > ① IVUS カテーテルを遠位部に送り込む．
  > ②ガイドワイヤーを引く．

- ①と②の操作は，透視にて IVUS とガイドワイヤーの位置関係を確認し，交互に調整しながら行う．ワイヤーのたわみがとれた後に，ガイディングカテーテルを冠動脈入口部にしっかりエンゲージして IVUS を抜去する(図1)．
- 上記に失敗したら，IVUS を少し送り込んだ状態でガイドワイヤーを完全に抜けば，IVUS の回収は可能である．もし，ガイドワイヤーが折れてしまった場合には，立て直しは困難であり，ガイディングカテーテルごとシステム全体の抜去が必要である．

b 病変部での IVUS スタックの対処術

- 一度，IVUS が通過した病変で IVUS が抜去不能になることは考えにくい．ただ，抜去しづらくなる局面はある．
- 軽度でもスタックした IVUS を引き抜く際には，反作用でガイディングカテーテルが冠動脈内に引き込まれるので，抜去作業時には，ガイディングカテーテルを大動脈内に保持し，引き込まれないように留意する必要がある．

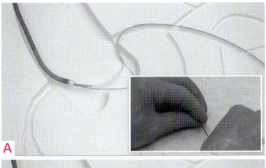
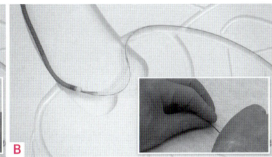
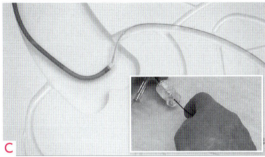

図1 冠動脈入口部でのIVUSスタックの解除方法（PCIトレーナーを用いたシミュレーション）
A：IVUSカテーテルを遠位部に送り込む．
B：ガイドワイヤーを引く．
C：ガイディングカテーテルを冠動脈入口部にしっかりエンゲージしてIVUSを抜去する．

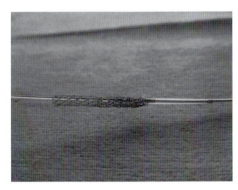

図2 ステントにスタックしたIVUS（体外でのシミュレーション）
IVUSのワイヤーエグジットポートにステントストラットが貫入している．

C ステントでのIVUSスタックの対処術

- まず，強引に引かないことが肝要である．強引に引いても，ステントが変形してますます抜去困難となる（図2）．
- スタックを感じた場合には，IVUSを引く動作を中止し，次頁「HOW TO」で示す基本手技を用いてIVUSを抜去する．
- イメージングコアが遠位部まで正しく挿入され，モータードライブが作動していることを確認する．その後，IVUS先端を遠位部に移動させ，IVUS全体を少し回転させ，干渉していたステントストラットとエグジットポートの位置関係を変えるだけで抜去可能となることが多い．

B. デバイススタック-〈1〉IVUS スタック

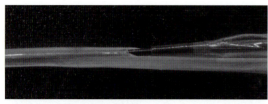

図3 バルーンカテーテルを利用したスタック回避方法

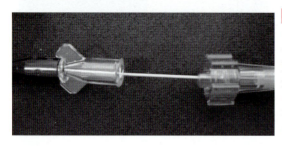

図4 IVUS コアの変更

IVUS のコアは非常に柔軟であるために，これを 0.018 inch もしくは 0.021 inch のガイドワイヤーに変更すると IVUS のプッシャビリティは向上する．変更方法は IVUS により異なるが，近位部のコネクターをはずして変更することが可能な機種では，図のようにコアを引き抜き，ワイヤーと交換する．コネクターのない機種では，メスで外シースを切断しコアワイヤーを抜去する．

HOW TO　IVUS がステントにスタックした場合の対処手順

①スタックした瞬間に，IVUS を引くことを中止する．
②IVUS を遠位部に押し戻し，IVUS シャフトを少し回転させながら引き戻す．
③上記の操作を繰り返すことにより，次第に先端部の位置が変わり，抜けやすくなる．
④ステント遠位部へ IVUS が送り込めない場合には，コアを変更する．
⑤ガイディングカテーテルが 7 Fr. 以上の場合には，バルーンカテーテルを併用すると IVUS を遠位部へ送り込みやすくなる．
⑥最終手段として，子カテやアンカーバルーン🖉の併用を考慮する．

- IVUS がストラットと強く干渉して，IVUS を遠位部に送り込めない場合には，ガイディングカテーテルが 7 Fr. 以上であれば，バルーンカテーテルをガイドワイヤーに乗せて送り込むと，バルーンカテーテル先端がエグジットポートに当たり，バルーンカテーテルを押して IVUS を遠位部に送り込むことが可能となる（図3）．また，抜去の際にも，エグジットポートはバルーンチップで塞がっているために，再度スタックする可能性が低くなる．
- ガイディングカテーテルが 6 Fr. 以下の場合には，IVUS のコアを抜いて，0.018 inch などの末梢用ガイドワイヤーに交換して，IVUS のプッシャビリティを強めて，IVUS の遠位部への移動を図る（図4）．また，その際には子カテを利用してガイディングカテーテルのバックアップを強化するのもよい．

- **アンカーバルーン法**　バルーン通過困難時に，もう 1 本バルーンを標的血管と異なる部位に置いて，ガイディングカテーテルのバックアップ力を増強する方法．

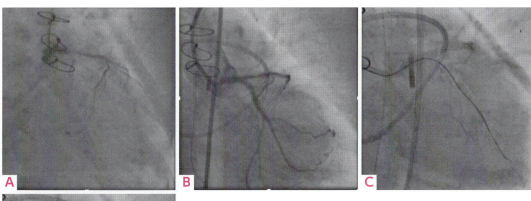

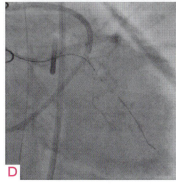

図5 IVUS抜去困難であった症例

前下行枝と回旋枝に高度狭窄を認める（**A**）．回旋枝，前下行枝にステント治療後（**B**）に，回旋枝にIVUS後，抜去不可能となり，基本抜去手順，コアワイヤー変更，バルーンカテーテル利用も抜去できず．最終的に，前下行枝近位部のステント部でバルーンアンカー（**C**）を行って，ステントを遠位部へ移動後に抜去可能となった（**D**）．

- ガイディングカテーテルが7 Fr.以上であれば，さらにアンカーバルーン法を用いると強力なバックアップが得られるので，頑固にスタックしたIVUSでも，遠位部への移動は可能となる（図5）．

d IVUSチップ離断時の対処術

- 前述したように，IVUSスタック時には，先端部が離断しないように，IVUSの回収を試みるべきであるが，離断時の対処には，スネア［グースネックスネア（図6），EN Snare（図7）］やTwo Wire（図8）を用いる方法がある．

> **LEVEL UP のためのアドバイス**
>
> - 強く引けば，抜去の条件が悪くなることを肝に銘じる．
> - IVUSの分解を経験しておく．

B. デバイススタック-〈1〉IVUS スタック

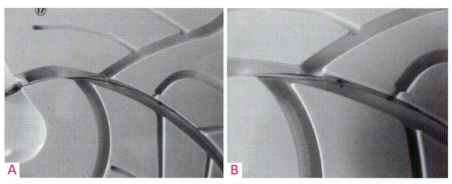

図6 グースネックスネアによる断裂した IVUS チップの回収（PCI トレーナーを用いたシミュレーション）

断裂したチップまでスネアを持ち込み（A），投げ縄の要領で回収物を捕捉する（B）．スネアは，遠位部の細い血管まで持ち込みやすい半面，ガイドワイヤーと分離した断裂部分を捕捉するのは難しく，断裂したシャフト部分が比較的長い場合には，ガイディングカテーテル内まで回収するのは困難である．そのときは，システムごと末梢動脈まで引き戻してから，回収を試みる（➡「G. ステント脱落」参照）．

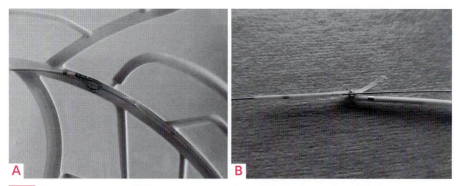

図7 EN Snare による断裂した IVUS チップの回収（PCI トレーナーを用いたシミュレーション）

断裂したチップまでスネアを持ち込み（A），回収物を捕捉し体外へ回収する（B）．スネア部分が花弁状に開くため，断裂したシャフト部分が比較的長くても，花弁状に開いたスネアがすべてを包み込みガイディングカテーテル内まで持ち込みやすい半面，スネア部分が大きいため，冠動脈末梢まで持ち込みにくい．

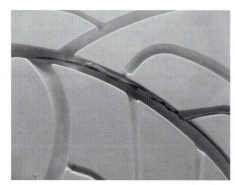

図8 Two Wire 法による断裂した IVUS チップの回収（PCI トレーナーを用いたシミュレーション）

2本のワイヤーで離断した IVUS を包み込み回収する．2本目のワイヤーをチップの遠位部で1本目のワイヤーと異なる枝に持ち込み，2本のワイヤー近位部をトルカーで束ねて回転し，2本のワイヤーをねじることによりチップを捕捉する．

B デバイススタック
〈2〉ガイドワイヤースタック

1 発生機序

Essence
- ステント留置時の側枝保護目的に挿入したワイヤーのスタックが状況的に多い．
- ガイドワイヤーを抜去する際に抵抗を感じた場合，無理に引くことは絶対に避けるべきである．

- PCIにおけるガイドワイヤースタックは1％以下の頻度であり非常にまれであるが[1]，PCI中にガイドワイヤーあるいはカテーテル（造影用，バルーン，IVUS）が抜去困難となった症例のうち約半数が手術に至ったという報告もあり，デバイススタックの機序，予防方法，対処術の理解は術者にとって非常に重要である[2]．

a ガイドワイヤースタックが起こる状況

① 側枝の保護目的に挿入したワイヤーが，ステント留置後抜去困難となる状況が多い．危険因子としては，分岐部に比較的強い石灰化病変が存在すること，分岐角度が鋭角である場合，植え込み時高圧でステント留置，後拡張した場合である．造影上，分岐角度が鋭角で，IVUSや光干渉断層法（optical coherence tomography：OCT）で分岐部に石灰化がある場合は段階的に拡張を施行し，ワイヤーがトラップされていないかチェックする（図1）．

② 高度石灰化病変において特に屈曲のある場合，一度通過した後にトラップされ抜去できなくなる（図2）．

③ 慢性完全閉塞病変にて特に先端がTaperingしているワイヤーにおいて，先端がトラップされやすい．高度石灰化の場合もあるが，先端が中膜層に平行に通過したときにも起こりやすい．また，Spring coilの巻きの弱いGaia系などはトラップされた状態で回転させることによりねじれて断裂しやすい．

④ ステント留置後のIVUS施行時にガイドワイヤーがZ字状に屈曲し，IVUS抜去困難やワイヤー断裂が起きる．

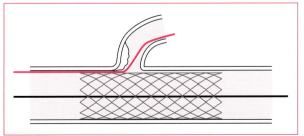

図1 分岐部に石灰化がある場合
石灰化プラークを伴った分岐部病変において側枝が鋭角である場合，プロテクトワイヤーがスタックしやすい．

B. デバイススタック-〈2〉ガイドワイヤースタック

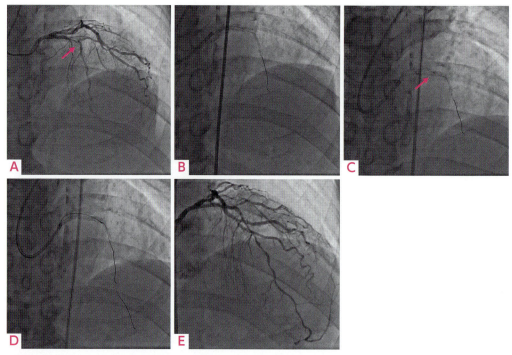

図2 高度石灰化を伴う高度屈曲病変でのガイドワイヤースタック症例
A：左前下行枝の高度石灰化を伴う高度屈曲病変.
B：Runthrough floppy を用い，末梢までクロスを試みたが，#7 mid にてクロス困難であった.
C：マイクロカテーテルや OTW type の小径バルーンにてクロスを試みるも不通過であった.
D：横より，マイクロカテーテルを使用しながら SION にて末梢までクロスできた．その後 Runthrough を抜去しようとしたがスタックした．再度小径バルーンを SION に乗せるとなんとか通過し，経皮的古典的バルーン血管形成術(POBA)した後，Runthrough を抜去できた.
E：その後ロータブレーターを施行し，ステント留置し術を終えた.

LEVEL UP のためのアドバイス

- プロテクトワイヤーを留置する場合，分岐部の角度・石灰化の程度をあらかじめ評価しておくことが大切である．
- ガイドワイヤーがトラップされても，無理に引いて血管を傷つけたり，ワイヤーを断裂させたりしない．
- ガイドワイヤーがトラップされたら，まず虚血の程度に注意を払いつつ，落ち着いて対処する．

文　献

1) Hartzler GO et al：Retained percutaneous transluminal coronary angioplasty equipment components and their management. Am J Cardiol **60**：1260-1264, 1987
2) Goksin I et al：Catheter entrapment during balloon angioplasty in patient with in-stent restenosis：an unusual complication and its surgical management. J Card Surg **22**：160-162, 2007

B デバイススタック

〈2〉ガイドワイヤースタック

2 対処術

Essence
- ガイドワイヤースタックはただちに血行動態に影響を与えることは少ないが，血栓形成の原因となりうるため可能な限り抜去すべきである．
- ガイドワイヤースタックは，ステント留置時の側枝保護用のガイドワイヤーがスタックする場合，病変内（慢性完全閉塞病変，高度石灰化病変，屈曲病変，分岐部病変，ステント内再狭窄病変など）でスタックする場合，ガイドワイヤーが断裂した場合で対処術が異なるので，状況を的確に把握することが重要である．

a 側枝保護用のガイドワイヤーがスタックした場合の対処術

1）マイクロカテーテル法（図1）
- スタックしたワイヤーにマイクロカテーテルを乗せて，ステント外側にもぐり込ませて摩擦をとってワイヤーを抜去する．
- より小口径のマイクロカテーテル（Caravelなど）がよいか，回転させながら進められるマイクロカテーテル（Corsair，Tornusなど）がよいかはケースバイケースである．実臨床ではまずは手元にあるマイクロカテーテルを使用し，ダメなら別のタイプを使用することをお勧めする．

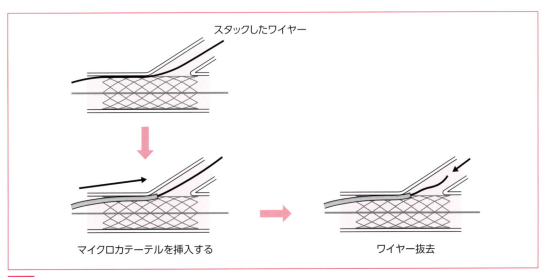

図1 マイクロカテーテル法

B. デバイススタック-〈2〉ガイドワイヤースタック

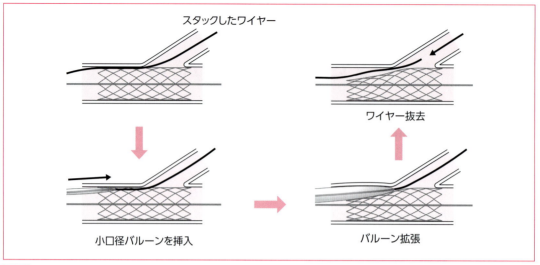

図2 バルーン法

2）バルーン法（図2）

- 上記と同様にスタックしたワイヤーに小口径（1.0～1.5 mm）バルーンを乗せてステント外側に挿入して摩擦をとる．
- 必要に応じてバルーンを拡張してステントの外側と血管壁の間に間隙を作る．
- rapid exchange ✎ type よりも over the wire ✎ type のほうが進めやすいであろう．
- バルーンを拡張すればステントは変形して血管壁から浮くので，側枝をリクロスする際にはストラットを縫わないように注意が必要である．

b 病変内でワイヤーがスタックした場合の対処術

1）ガイドワイヤー絡め取り法（図3）

- スタックしたワイヤーの横に新たなワイヤーを2（または3）本クロスさせる．
- 合計3（または4）本のワイヤーを1つのトルカーで束ねて，トルカーをぐるぐる回してワイヤーを絡めて3（または4）本とも抜去する．

2）スネア法（図4）

- スタックしたワイヤーにスネア（グースネックスネア）のループを通して，スネアカテーテルごとなるべく遠位まで挿入して，スタックしたワイヤーをしっかりと把持して抜去する．
- グースネックスネアが遠位まで進まない場合は，スタックしたワイヤーの横にもう1本ガイドワイヤーをクロスして血栓吸引カテーテル（Thrombusterなど）を挿入し，その吸引ルーメンからスネアを挿入するとよい．
- ワイヤーが断裂した場合も，横に新たなワイヤーをクロスする必要がある．

- rapid exchange balloon（catheter） バルーンカテーテルのワイヤールーメンを短くした形式のもの．術者が1名でバルーン交換可能．モノレールタイプともいう．
- over the wire balloon（catheter） バルーンカテーテルの軸中心にワイヤールーメンを設け，ガイドワイヤーを手元で自由に操作できるようにしたバルーンカテーテル．

2. 対処術

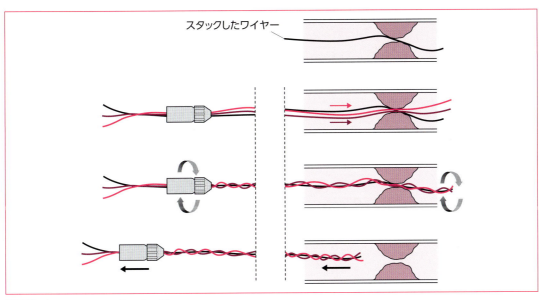

図3 ガイドワイヤー絡め取り法

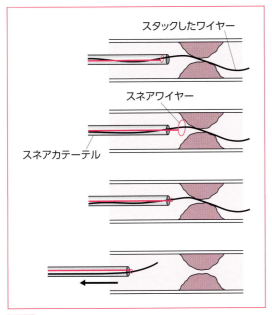

図4 スネア法

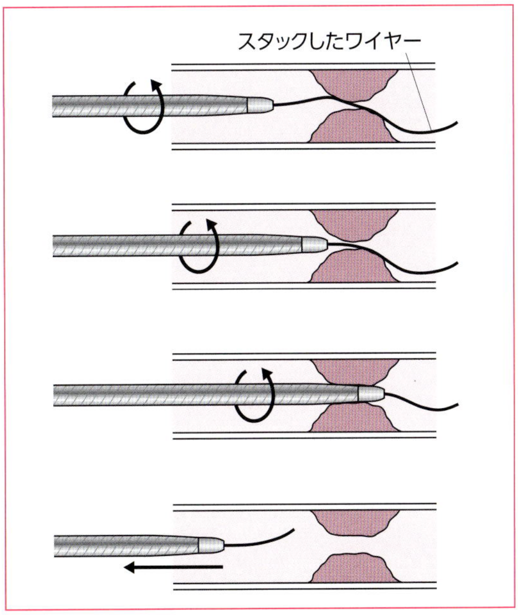

図5 Tornus（トルナス）法

3）Tornus（トルナス）法（図5）

- スタックしたワイヤーにエクステンションワイヤーを付けてTornusを反時計方向に回しながら進め，ワイヤーと血管壁の間にもぐり込ませてワイヤーを抜去する[1]．

B. デバイススタック−〈2〉ガイドワイヤースタック

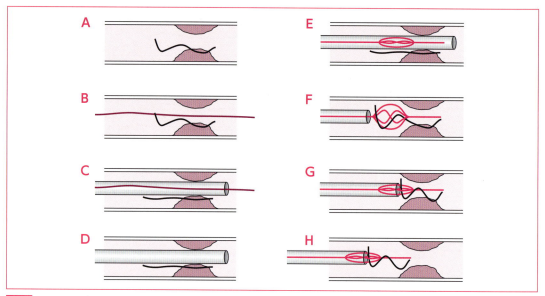

図6 Soutenir(スーテニール)法

4) Soutenir(スーテニール)法(図6)

- 断裂したワイヤー(図6A)の横に新たなワイヤーをクロスし(図6B),マイクロカテーテルを断裂ワイヤーの奥まで進める(図6C).
- ワイヤーを抜去して(図6D),Soutenirを挿入し断裂ワイヤーの位置に合わせる(図6E).
- マイクロカテーテルを手前に引き抜いて,バスケットを開いて断裂ワイヤーを捕捉させる(図6F).
- マイクロカテーテルをバスケットに沿わせ奥へ進めロックして(図6G),マイクロカテーテルごと抜去する(図6H).

C ワイヤーが断裂した場合の対処術

- スタックしたガイドワイヤーを無理に引き抜いた場合や,ロータブレーター施行中にburrの軌道が不安定な場合にガイドワイヤー断裂をきたしうる.
- 対処術は,上述したスネア法,Soutenir法のほか,生検鉗子で摑む方法,断裂ワイヤーの一部がガイディングカテーテル(またはガイドエクステンションカテーテル)内に存在している場合はバルーンでトラップする方法などがある.
- 断裂した部位によってはコアワイヤーに巻きつけてあるSpring Coil部分がほどけてしまうことがある(図7,8).Spring Coil部分だけでも2m以上の長さがあるといわれているので,コアワイヤーが抜去できても冠動脈内もしくは大動脈内にSpring Coilが遺残する場合がある.冠動脈内であれば,万が一カテーテル手技で抜去できなくてもステントで血管壁に圧着することができるが,大動脈内であれば外科的に抜去しなければならない.Spring Coilは細いため透視ではまず見えない.したがってIVUSを駆使してSpring Coilの存在する範囲を正確に評価する必要がある.

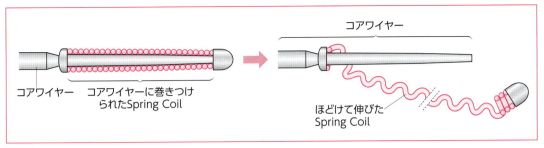

図7 Spring Coil がほどけたガイドワイヤー

LEVEL UP のためのアドバイス

- ガイドワイヤー抜去時に強い抵抗を感じたら決して無理に引き抜かない．
- ガイドワイヤースタック・遺残は血行動態に影響を与える合併症ではないので，冷静に対処法を考える．
- ガイドワイヤー断裂の場合，透視で見えない Spring Coil 部分が遺残していないかを IVUS を用いて正確に評価すべきである．

文献

1) Cho YH et al：Rescuing an entrapped guidewire using a Tornus catheter. Circ J **71**：1326-1327, 2007
2) 太田　洋：側枝のワイヤースタック．Coronary Intervent **8**(5)：48-49, 2012
3) 佐藤匡也：ワイヤーが捕捉され抜けなくなったとき・切れてしまったときの対処法．Coronary Intervent **4**(5)：83-87, 2008

B. デバイススタック-〈2〉ガイドワイヤースタック

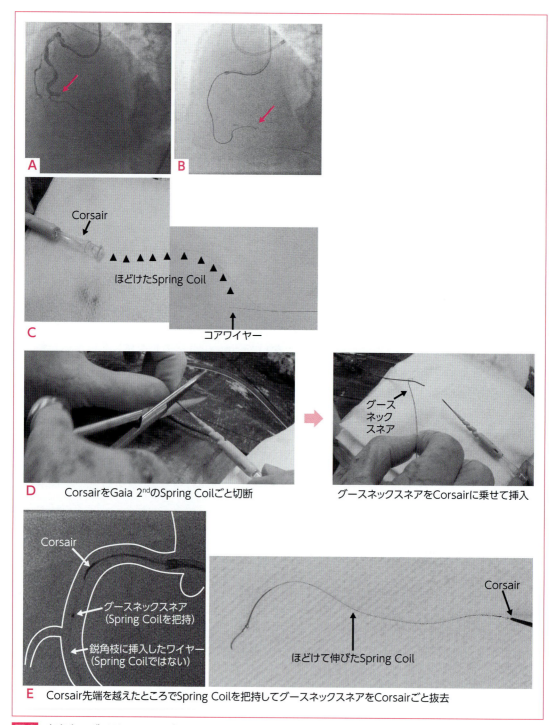

図8 病変内でガイドワイヤーがスタックしSpring Coilがほどけた症例

症例は右冠動脈慢性閉塞病変である(**A**). 閉塞部をCorsairバックアップ下にGaia 2ndでwiringを行った. Gaia 2nd先端が歪に屈曲(**B**)した後, 術者の手元に「プツン」という感覚があった. Gaia 2ndを抜去するとSpring Coilがほどけていることが判明. Gaia 2ndのコアワイヤーは体外, Spring Coilは先端部分が病変部に遺残し, ほどけた部分が伸びてCorsair内を経由して体外まで出てきているものと思われた(**C**). Corsairを(内部に存在するSpring Coilも含めて)切断しグースネックスネアをCorsairに乗せて冠動脈内まで持ち込み(**D**), Corsair先端を越えたところでSpring Coil(透視では見えない)を把持して体外へ抜去した(**E**). IVUSで冠動脈内にSpring Coilの遺残がないことを確認した.

B デバイススタック

〈3〉バルーンスタック

1 発生機序と予防法

Essence
- バルーンのスタックは，バルーンの破裂時もしくはデフレーション不良時に発生する．
- バルーンのデフレーション不良はチェックバルブ現象に起因する．

a 発生機序

- バルーンスタックが生じる原因として，①石灰化病変やステントストラットに干渉して，バルーンが破裂し，破砕したバルーン素材が病変やステントにスタックする場合，②チェックバルブ現象（図1）にてバルーンがデフレーション🖉不良となりスタックする場合，③非常に硬い石灰化病変（特にナプキンリング🖉状病変）に対してカッティングバルーンを高圧をかけて使用した際に，ブレードが変形してバルーン表面からまくれ上がったような場合，などがあげられる．

b 予防法

- バルーンの破裂は，基本的に rated burst pressure（RBP）以上の圧を使用しない限り，その発生頻度はきわめて低い．また，たとえ破裂してもスタックに至る事象は滅多に生じない．ステント留置場所にロータブレーターを使用した場合には，ストラットが切れ，その断端がバルーンに突き刺さる形で破裂する場合があり，ステント断端とスタックすることがある．
- カッティングバルーンのブレード中央部のごく一部に硬い病変が位置すると，高圧をかけた場合にブレード両端がバルーンからめくり上がる形になりスタックに至る．圧を段階的に上げ，その都度バルーンの抜去状態を見ておけば，スタックする前兆を感じられるので，それ以上，加圧値を上げないようにすることが肝要である．
- チェックバルブ現象が生じる原因としては，製造不良，シャフトのキンク，バルーンシャフトの延伸が考えられる．
- バルーン保護シースを抜去する際に，シースを強く握って引き抜くと，シャフトが伸ばされ（延伸），チェックバルブを形成し，高圧をかけた造影剤はバルーン内に流入するものの，デフレーション時に戻ってこなくなり，バルーンがデフレーションしなくなることがあ

- デフレーション（deflation，収縮）　拡張器に陰圧をかけてバルーンを収縮すること．
- ナプキンリング（napkin ring）　IVUS短軸像での全周性石灰化のこと．

B. デバイススタック-〈3〉バルーンスタック

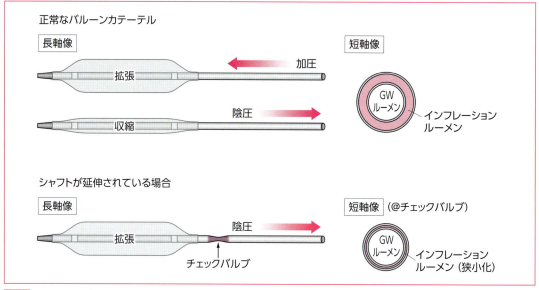

図1 チェックバルブ現象

る．このバルーンカテーテルシャフトの延伸が，バルーンデフレーション不良の最も多い原因である．したがって，バルーン部の保護シースをはずす際には，強く握って引っ張ることは避けなければならない．

LEVEL UP のためのアドバイス

- スタックしても，バルーンがデフレーションすれば虚血症状が出ることは少ないので，慌てずに対処する．
- バルーンが破裂している場合には，冠動脈破裂が生じていないかのチェックが必要である．
- バルーン破裂時には，ただちに加圧を中止する．
- バルーン保護シース抜去時にはバルーンシャフト延伸に留意する（チェックバルブ発生予防）．

B デバイススタック

〈3〉バルーンスタック

2 対処術

> **Essence**
> - 抜去困難に備えてグースネックスネアを常備しておく．
> - バルーンのデフレーション不良時には，子カテの切断面のワイヤーブレードを利用しバルーンを破裂させる．

a バルーンがデフレーションしている場合の対処術

- バルーンがスタックしても，強く引き戻せばバルーンカテーテルを回収できる．しかし，この際に注意が必要な点は，バルーンカテーテルを引き戻すと，ガイディングカテーテルは冠動脈内に強く移動するので，十分にガイディングカテーテルを大動脈内に保持することである．
- また，ガイドワイヤーを抜かない，そしてバルーンシャフトを引きちぎらないように注意する必要がある．バルーンのみが冠動脈内に離断された場合には，回収は非常に困難となる．バルーンカテーテルのシャフトが延伸しても離断しなければ，グースネックスネア(図1)を用いての回収が可能となる．
- 普段からバルーンカテーテルのシャフトの離断限界を知っておくことは重要である．使用済みのバルーンカテーテルを引っ張ってみて，どれくらいで離断するかを感覚的に知っておいてもらいたい．通常，シャフトは少し伸びてから離断するので，おおよそ見当はつくはずである．ここで，伸びずに突然，離断するようなバルーンカテーテルの使用は避けるべきである．また，仮に離断した場合にも，スネアをバルーン部分まで持っていけるような，エグジットポートにおいて離断するバルーンカテーテルの使用が望ましい(図2)．

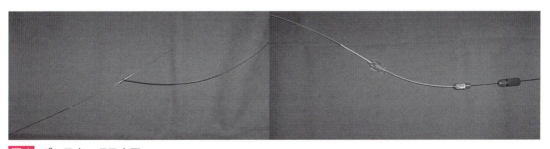

図1 グースネックスネア
ポリープやその他の突起物を，特に内腔の表面から除去するのに用いる道具．PCIでは血管内異物回収に使用するカテーテルである．

B. デバイススタック-〈3〉バルーンスタック

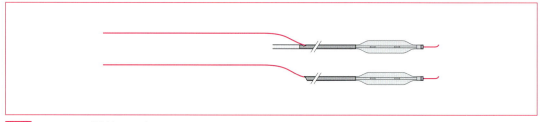

図2 シャフトが離断したバルーンカテーテル
上図のような離断をした場合には，スネアをガイドワイヤーに乗せて送り込み，バルーンシャフトを捕まえることが難しい．下図のような断裂であれば，スネアをバルーン部分まで送り込むことは可能である．

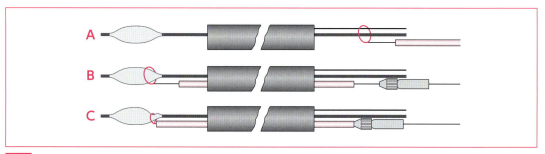

図3 グースネックスネアの使用法
A：スネアのガイディングカテーテルへの導入．
B：スネアを冠動脈内に持ち込みバルーンを捕捉する．
C：捕捉後，トルカーでループが緩まないように固定して抜去．

HOW TO　グースネックスネアの使用法（図3）

① バルーンカテーテルシャフトを近位部で折って切断．
② スネアをスネアカテーテルに装着した状態で，スネアループをバルーンシャフトとガイドワイヤーの近位端より挿入（図3A）．
③ モノレールカテーテルを挿入する要領で，冠動脈内へ持ち込む．
④ スネアループがバルーンに到達したところで，投げ縄の要領で，バルーンカテーテルを捕捉する（図3B）．この際，バルーンカテーテルのシャフトではなくバルーン部にスネアをかけると捕捉力が強くなる．
⑤ 捕捉後は，スネアワイヤーを強く引きながらスネアカテーテルの近位端でトルカーを用いてスネアを固定する．このときにスネアループが緩みやすいので，スネアワイヤーを持続的に強く引きながら固定することが肝要である（図3C）．
⑥ 捕捉後，ガイディングカテーテル内へバルーンカテーテルを収容し体外へ抜去する．

- **トルカー（torquer）**　ガイドワイヤーを操作するための器具．

- 破裂したバルーンがステントに強くスタックし，グースネックスネアを用いても抜去できない場合には，子カテ🖉やガイドエクステンションを用いてスタックそのものを解除する必要がある．ガイドエクステンションは，いわばモノレール型の子カテであり，近年では種々な局面で従来型の子カテより多用される．ガイドエクステンションにも多種類あるが，GuidePlus は小口径で柔軟であるので，スタック部が冠動脈遠位部であれば利用価値が高い．

b バルーンデフレーション不良時の対処術

- バルーンがデフレーション不良のために冠動脈内でスタックしている場合には，三方活栓を利用して加圧器内の空気を排除し陰圧をかける作業を繰り返す．チェックバルブが形成されていても時間をかけて減圧すれば，多少デフレーションして抜去が可能となる．
- 時間をかける余裕がない場合には，バルーンを破裂させなければならない．破裂させる方法として，①高圧をかけてバルーン破裂させる，②慢性完全閉塞 (chronic total occlusion：CTO) 用ワイヤーの先端で穿通させて破裂させる，③子カテの先端を切断し，破断面に露出したワイヤーブレードをバルーンに押し当ててバルーンを破裂させる，といった方法がある．
- ただし，高圧をかけてバルーンを破裂させると冠動脈破裂の危険があるため，①は早急に虚血解除が必要な場合にとる緊急避難策である．また，②の CTO 用ワイヤーでの穿通は，実際にはワイヤー先端はバルーン側面に滑り込み，バルーンを破裂させるのが難しいことが多い．

HOW TO　子カテを利用しバルーンを破裂させる方法（図 4）

① 子カテは，私見ではあるがテルモ社製 5 Fr. Heartrail ST01 (120 cm) が効果的である．
② 子カテを切断し，ワイヤーブレードが断端面に露出した状態にする（図 4A）．
③ バルーンシャフトを近位端で数回折って，近位端で切断する．
④ バルーンシャフト近位端より子カテを挿入し，バルーン近位端に当てる．
⑤ ガイディングカテーテルをしっかり保持し，子カテを押す．
⑥ ワイヤーブレードがバルーンに刺さり，バルーンが破裂する（図 4B）．
⑦ ワイヤーブレードは螺旋状に配置されているので，軽く子カテを時計回転させながら押すのがコツである．

🖉
- **子カテ**　5 Fr. 程度の径のカテーテルで，通常は 6 Fr. 以上のガイディングカテーテル（親カテ）内に挿入し (5 in 6)，先端を冠動脈内まで持ち込むことでガイディングカテーテルのバックアップ力を強化する目的で用いられる．

B. デバイススタック-〈3〉バルーンスタック

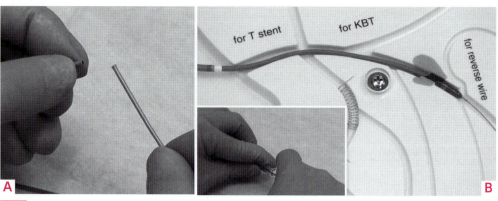

図4 子カテを利用したバルーン破裂法
A：子カテを切断.
B：破裂したバルーン（破裂状況がわかりやすいように造影剤の代わりに着色した液体を使用している）.

LEVEL UP のためのアドバイス

- 抜去時にガイディングカテーテルが冠動脈内に引き込まれないように注意する.
- 抜去時にバルーンシャフトが断裂するまで強く引かない.
- 常用するバルーンシャフトの引っ張り強度を実感しておく.

C 冠動脈血腫

1 発生機序と診断法

Essence
- 冠動脈内の中膜と外膜の間を主体とする subintimal space に盲端ができ，血液が貯留した状態を「血腫」という．出口（リエントリ）ができて血液貯留がない「解離」と区別される．
- 血管内血腫が疑われた場合，より拡大させないために造影剤の冠注は避け，IVUS による観察が最も適している．
- 血管内血腫は急性冠閉塞の原因となりうるので，決して見逃してはならない．

a 発生機序

- 冠動脈血腫には血管内血腫（壁内血腫）と血管外血腫があり，血管外血腫は冠動脈破裂によって起こる現象であるため，本項では血管内血腫について取り扱う．
- 血管内血腫は冠動脈の血管壁の一部に断裂が生じ，中膜と外膜の間を主体とする subintimal space に盲端ができ血液が貯留した状態のことをいう．subintimal space に出口（リエントリ）ができて血液貯留がない状態のことを「解離」と呼んで区別される．
- 冠動脈の三層構造（内膜・中膜・外膜）の中で，中膜と外膜の間を主体とする subintimal space は長軸・短軸方向に容易に広がる性質がある．血管内血腫は，血管内腔と交通ができた subintimal space に血圧がかかり，盲端のまま徐々に長軸・短軸方向に広がるために生じる．一般に血管内腔を示す「真腔」に対して，この広がった subintimal space のことを「偽腔」と呼ぶ．この盲端となった subintimal space の圧が上がり，真腔の圧を上回ると，真腔を圧排し急性冠閉塞を引き起こす危険性がある．
- このため血管内血腫は決して見逃すことなく，速やかに対処が必要かどうかを判断しなければならない．

b 診断法

- 血管内血腫は，アンギオグラフィでは治療中に新たに出現した狭窄や閉塞，または盲端内に入り込んだ造影剤が pooling として認められる．しかし，アンギオグラフィでは多くの場合，血腫の存在や広がりを正確に把握できない．また，造影剤を冠注することにより，血腫内に過剰な圧がかかり，血腫を遠位部に進展させてしまう危険性がある．同様に光干渉断層法（OCT）や血管内視鏡は血球除去のためのフラッシュにより，血腫を拡大させるおそれがある．このため血腫の診断には IVUS による観察が最も適している．
- IVUS 画像において，血管の外側のヘルメット型に広がった高エコー輝度で均一な subintimal space と，圧迫された血管が典型的な血腫のイメージである（図 1A）．血液が停滞する

C. 冠動脈血腫

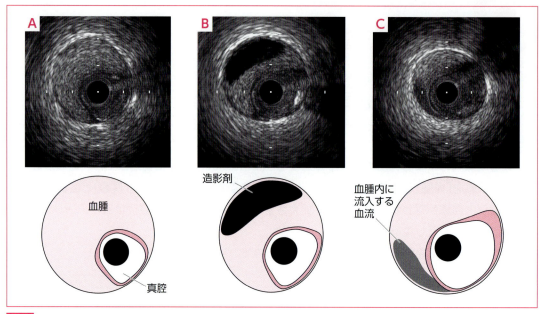

図1 IVUSイメージにおける血管内血腫の典型例

A：血管の外側にある，ヘルメット型に広がった高エコー輝度で均一な subintimal space と圧迫された血管のイメージ．停滞した血液では赤血球からのエコー反射が強くなるため，高エコー輝度に見える．
B：subintimal space に入り込んだ造影剤が見える．
C：6時付近から9時方向に向かってややエコー輝度の低い血流を認める．

と赤血球からのエコー反射が強くなるため，血液の貯留した subintimal space 内は通常の血流イメージと比較して高エコー輝度に見える．また，アンギオグラフィの後であれば造影剤が入り込んでいることもある（図1B）．血腫の入口部分（エントリ）は血管内腔から血流が入り込んでいるため，subintimal space 内の高エコー輝度領域の中に低エコー輝度の血液の流入を IVUS で確認できることが多い（図1C）．

- 血腫ができている状態で，気づかずに，または意図せずにワイヤーが抜けてしまうことがある．このとき，再度ワイヤーを遠位部に進めようとして，造影剤の冠注や盲端内に進んだワイヤーがますます subintimal space を広げてしまうことがある．このため，可能な限り造影剤を冠注することなく，ワイヤーを遠位部真腔内に進めなければならないが，このときも IVUS で観察することにより，ワイヤーが真腔内にあるのか，subintimal space の中にあるのかの判別が可能である．ワイヤーと IVUS カテーテルが subintimal space 内にあるとき，真腔が血管の端に完全に圧排されてしまって，IVUS が subintimal space 内にあることに気づかない場合があるので注意が必要である（図2）．

1. 発生機序と診断法

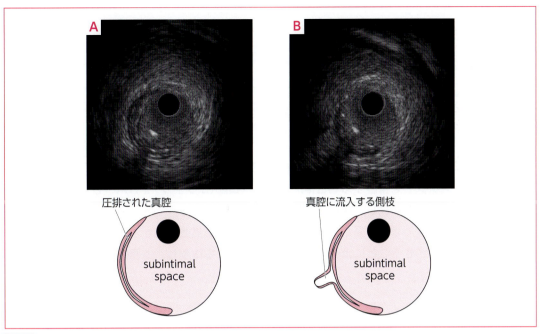

図2 IVUS カテーテルが subintimal space に入ったときのイメージ
A：一見 IVUS カテーテルは真腔内にあるように見えるが，6時から11時方向に圧排された真腔が見え，IVUS カテーテルが subintimal space にあることがわかる．
B：圧排された真腔の存在がわかりにくいときは，側枝が圧排された真腔側に流入していくことに注目するとわかりやすい．

LEVEL UP のためのアドバイス

- 血腫がある状況では，血腫の拡大防止のために造影剤の使用は極力控え，どうしても必要な場合には，低圧で慎重な造影剤の冠注とする．
- 特にステント留置後の遠位端に生じていることが多いので，ステント遠位端には血腫があるだろうという気持ちで IVUS を見るようにすれば見逃すことは少ない．

C 冠動脈血腫

2 対処術

> **Essence**
> - 血腫ができている状況では，決してワイヤーを抜いてしまわないように注意が必要である．
> - 真腔内にステントを留置する場合は，血腫の入口部（エントリ）をカバーしたうえで，やや長めのステントを選択し，徐々に加圧して低圧で留置する．
> - ステントを留置できない場合は，真腔側からバルーン拡張するか，血腫内から真腔内にワイヤーを穿通させることによって出口（リエントリ）を作製し，血腫内の圧を減圧する．

a 戦略

- 血管内血腫は，血腫の入口部（エントリ）から遠位部に進展する順行性血腫と，近位部に進展する逆行性血腫に分けられる（図1）．
- 逆行性血腫は，血腫内に血液が流入しにくく，血腫内の圧が真腔内の圧を上回ることは少ないため，多くの場合保存的な経過観察が可能である．まれではあるが，逆行性血腫が近位部に進展して，近位部に新たな狭窄を生じる症例があるため，手技を終了する前に10〜15分の間をおいて，前後で血腫の大きさに変化がないことをIVUSで確認しておく．
- 順行性血腫は，すでに大きな血腫になっている場合や，真腔が圧排されて虚血が生じている場合にはすぐに下記の対処術を行う．もし血腫が小さい場合は，ワイヤーを真腔内に残したまま経過を見て，IVUSで大きくならなければ保存的に見ることも可能である．

b 血管内血腫への対処術

- ワイヤーが真腔内に残っているかどうかで手技が分かれる．

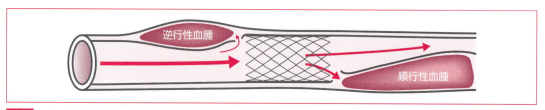

図1 逆行性血腫と順行性血腫
逆行性血腫は血栓化して自然に修復されることが多いが，順行性血腫の場合は，血腫内に血流が入りやすいことがあり，真腔の圧を上回って急性冠閉塞をきたす危険性が高い．

2. 対処術

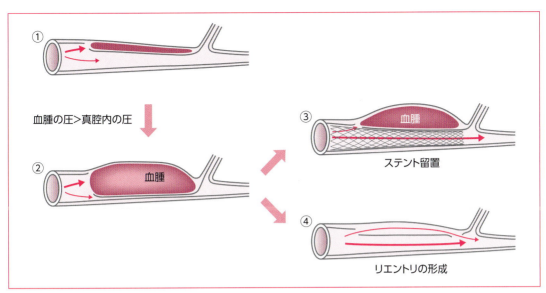

図2 血管内血腫による真腔圧排の機序と対処術

血管内血腫が生じた場合，血腫内の圧が真腔内の圧を上回る状況であれば血腫により真腔が圧排され，急性冠閉塞となる（①→②）．この場合，ステントを留置して，血腫のエントリをカバーし，真腔が圧排されないようにする（③）．またはバルーンやワイヤーで血腫内にリエントリを作製できれば（④），血腫内の圧が真腔内の圧を上回らないようにすることができる．

1） ワイヤーが真腔内に残っている場合

- エントリを含めて血腫をすべてカバーできるようにステントを留置するのが，急性冠閉塞を免れるために最も確実な方法である．このとき，径の大きなステントの使用や，ステントを高圧で留置した場合，歯磨き粉を押し出す機序によって血腫を遠位部に進展させてしまう可能性がある．血腫ができたときは中膜内（subintimal space）は短軸方向にも広がっているため，血管径は本来よりも大きく見えているが，本来の血管の内腔径に合わせてステントサイズを選び，徐々に加圧して，低圧でステントを留置する．なお，ステント留置やIVUS マーキングのために造影剤を冠注すると，真腔内にはステントやIVUS カテーテルが入っているために造影剤が血腫内に流入しやすく，血腫を進展させてしまう危険性があるため，ステントを留置するまでは造影剤の冠注を控えるほうがよい．

- 血腫のエントリはステントでカバーしなければならないが，通常のステントではその網目構造のため血腫のエントリを塞ぐことはできないと思われる．血腫に対してステントを留置する目的は，エントリより近位部からステントを留置することで，ステントが入っている方向に血流を流れやすくして，血腫内の圧が過剰に上がらないようにすること，ステントが入っている部分が血腫により圧排されないようにすることである（図2①〜③）．

- また，血腫が遠位部にあり，血腫をすべてステントでカバーできない場合は，真腔側から血腫の遠位部をバルーンで拡張して出口（リエントリ）を作製して，血腫内の圧が真腔の内圧を上回ることのない状況を作ればよい（図2④）．このとき，血腫に有効にリエントリを作るために，カッティングバルーンなどのスコアリングバルーンを好む術者もいる．

C. 冠動脈血腫

2) ワイヤーが真腔内に残っていない場合

- 血腫の存在に気づかずに，あるいは意図せずにワイヤーが真腔から抜けてしまっている場合，何とかして再度ワイヤーを真腔の中に進められるよう試みるべきである．IVUSで圧排されている真腔の方向と血腫のエントリの位置を同定して，この情報をアンギオグラフィに当てはめ，圧排されている真腔の方向にワイヤー先端を向けて慎重に進めることで，再度真腔にワイヤーを進められることが多い．この際，造影剤の冠注は血腫を遠位部に進展させる危険性があるため避けるべきである．
- どうしても真腔にワイヤーを進められない場合は，血腫の遠位部でsubintimal spaceから遠位部真腔に向かってワイヤーを穿通させることにより，リエントリを作製させることができる場合もある．このとき，先端の硬いワイヤーでは，血管外にワイヤーを進めて血管穿孔を引き起こす危険性がある．私見であるが，先端荷重が1g程度のいわゆるintermediateワイヤーで，強く押しすぎないようにワイヤーを回転させることにより，安全に真腔内にワイヤーを進められることが多い．
- 血腫が残存した状態で手技を終了する場合には，手技を終了する前に，ワイヤーを残したまま10～15分ほど待ったうえで，再度IVUSを行い，血腫の拡大がないことを確認してから終了するのが望ましい．

LEVEL UP のためのアドバイス

- 抜けてしまったワイヤーを再度真腔内に進める際には，IVUSで真腔の入口と方向を把握し，アンギオグラフィ情報に当てはめられれば，真腔にワイヤーを通せる可能性がより高くなる．
- 特に血腫や解離が残存している状態で終了する場合，ワイヤーを引き抜く前に，10～15分の間をおいてIVUSを行い，血腫の大きさに変化がないことを確認する．

D 冠動脈破裂 バルーン血管形成術やステント留置後

1 発生機序と予知法

Essence
- 冠動脈破裂はまれな合併症であるが，複雑病変を治療すれば自ずとその頻度は増える．
- 心タンポナーデをきたした場合は短期的および長期的にも予後不良の因子となる．
- 血管の過伸展が主な原因である．血管内イメージングで適切なサイズのバルーンおよびステントを使用して予防に努める．
- 破裂したバルーンが冠動脈を破裂させることもあるので，バルーン破裂が疑われたときは迅速にバルーンデフレーションを行う．

- PCIに伴って冠動脈から血液が漏出する状態をextravasationと呼ぶ．その頻度は0.37～0.48％とされる[1,2]．extravasationには，①ガイドワイヤーによるもの，②経皮的古典的バルーン血管形成術（percutaneous old balloon angioplasty：POBA）やステント留置後によるもの，③デバルキングデバイス[ロータブレーター，レーザー，方向性冠動脈粥腫切除術（directional coronary atherectomy：DCA）など]によるものがあげられる．
- ①は冠動脈穿孔（coronary perforation）と呼ばれる．出血量が比較的少ないため血行動態の破綻はまれで，ヘパリン中和で自然止血が得られることも多い．ただし遅発性の心タンポナーデをきたす症例もあるため侮れず，可能であればカテーテル室を出る前に対処することが望ましい．
- ②，③は冠動脈破裂（coronary rupture）と呼ばれ，①に比べて出血量が多くなるため血行動態が破綻することも多く，迅速な対応が必要である．
- ①については「E．冠動脈穿孔」を，③については「K-2-b 冠動脈破裂」「L-2-a 冠動脈破裂」を参照されたい．本項では②のPOBAやステント留置後に関して述べる．

a 冠動脈破裂の分類（Ellis分類）

- Ellisの分類が有名である．**表1**に詳細を示す[1,3]．
- TypeⅠは心タンポナーデや心筋虚血をきたすことはまれである．画像所見では冠動脈解離との鑑別はしばしば困難である．
- TypeⅡは長時間のバルーン拡張で圧迫止血を得ることが可能なことが多いが，遅発性に心タンポナーデをきたすリスクがある．
- TypeⅢは心タンポナーデなど重篤な合併症をきたすためただちにバルーン（虚血耐性がなければパーフュージョンバルーン）で止血し，必要に応じて心囊穿刺を施行する．
- TypeⅢ with cavity spillingは予後は悪くなく，基本的には経過観察のみでよい．

D. 冠動脈破裂　バルーン血管形成術やステント留置後

表 1　Ellis 分類

分類	定義	イメージ図	心タンポナーデ	心筋梗塞	死亡
Type Ⅰ	血管内腔外かつ血管壁内の造影剤の染まり．造影剤の血管外漏出や解離を伴わない．	血管外組織／血管壁／血管内腔	8%	0%	0%
Type Ⅱ	心膜や心筋（血管外組織）での造影剤の染まり．血管壁外漏出を伴うが血管外組織内に留まる．	血管外組織／血管壁／血管内腔	13%	13%	0%
Type Ⅲ	明らかな造影剤の血管外漏出（1 mm 以上の exit hole を伴う）	血管外組織／血管壁／血管内腔	63%	51%	19%
Type Ⅲ with cavity spilling	心腔内（左室，冠静脈洞など）への造影剤の漏出		0%	0%	0%

（Ellis SG et al：Circulation **90**：2725-2730, 1994 を参考に筆者作成）

b 発生機序

- 冠動脈破裂をきたした症例の中では，27.5 ％が POBA，34.1 ％がステント留置が原因と報告されている[2]．血管過伸展が主な機序と考えられ，過剰な圧やオーバーサイズのバルーン / ステントを用いると破裂しやすい．
- 血管造影所見のみならず IVUS や光干渉断層法（OCT）などの血管内イメージングを用いて，血管径に応じたデバイスを選択することが重要である．
- まれなケースとして，破裂したバルーンが冠動脈を破裂させることもある．図1～2の症例は，選択したバルーンは必ずしもオーバーサイズではなく，拡張圧も添付文書の推奨範囲内であったが，冠動脈破裂をきたした．機序としては，突出した石灰化でバルーンに pin hole が形成され，冠動脈壁にバルーン内の圧力（20気圧）が一気にかかったため冠動脈破裂をきたしたものと推察された（図3）．
- 時にバルーン拡張中にバルーン破裂をきたすことは経験するが，図1のように冠動脈破裂をきたさないためには，バルーン破裂が疑われたときは迅速にバルーンデフレーションを行うべきである．

c 予知法

- 冠動脈破裂の予測因子を表2に示す[3,4]．
- 患者関連因子，病変関連因子は術者でコントロールすることは不可能であるが，少なくとも治療を行う患者が冠動脈破裂の危険因子を有しているか否かを認識して手技に臨むべきであろう．手技関連因子はある程度術者側でコントロールが可能である．

1. 発生機序と予知法

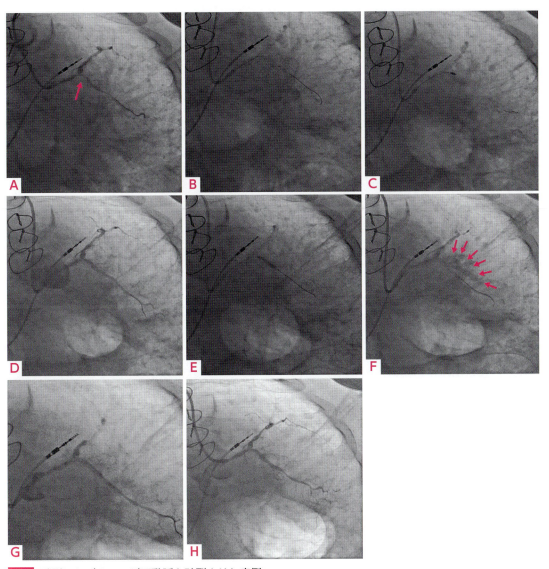

図1 破裂したバルーンが冠動脈を破裂させた症例

冠動脈バイパス術後の左回旋枝の石灰化病変のコントロール造影（**A**）．IVUSが不通過（**B**）であったため1.5 mm burrでロータブレーターを施行した（**C**）．ロータブレーター直後の造影では大きな問題はなかった（**D**）．IVUSを観察したところ内腔径は2.5 mm以上で内腔に突出する石灰化を認めた（**図2**の③矢印）．2.5 mmのnon-compliant balloon（NC Emerge 2.5×12 mm）で高圧拡張を行ったところ患者が胸痛を訴えた（**E**）．その直後の造影で冠動脈破裂（Ellis分類Type Ⅲ）を認めた（**F**）．血圧低下を認めたためカテコラミンを投与した．活性凝固時間（ACT）は350秒であったためプロタミン硫酸塩1 mLを投与した．補助循環デバイスに備えて鼠径部に動静脈シースを確保した．幸い冠動脈バイパス術後であったため心膜癒着の存在で重篤な心タンポナーデには至らなかった．パーフュージョンバルーン（Ryusei2.5×20 mm）で合計60分間拡張（**G**）を行ったところ止血を得た（**H**）．

D. 冠動脈破裂　バルーン血管形成術やステント留置後

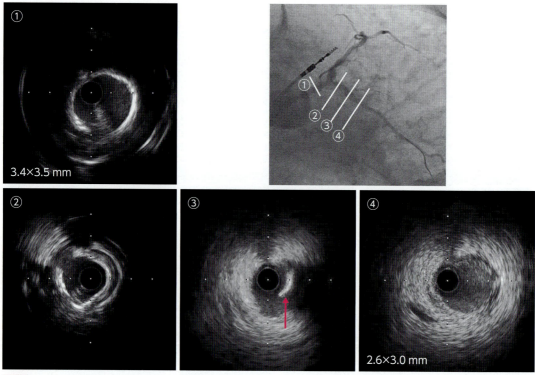

図2　図1と同症例のIVUS像

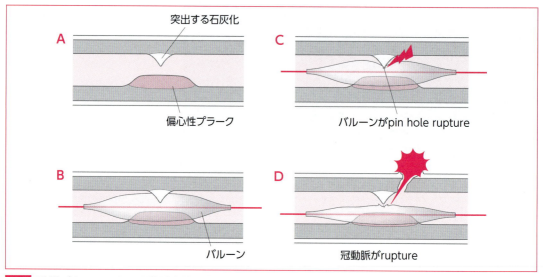

図3　破裂バルーンによる冠動脈破裂の機序
A：突出した石灰化＋偏心性プラーク．
B：POBA（高圧拡張）．
C：バルーンにpin hole形成．
D：バルーンの内圧が血管壁を傷害．

表2 冠動脈破裂の予測因子

患者関連因子	病変関連因子	手技関連因子
・高齢 ・女性 ・腎不全 ・高血圧 ・心不全 ・急性冠症候群 ・冠動脈バイパス術の既往	・慢性完全閉塞病変 ・石灰化病変 ・Type C 病変 ・tortuous vessel（蛇行血管） ・long lesion（> 10 mm） ・偏心性病変	・アテレクトミーデバイス使用 ・高いバルーン/血管比でのPOBA（特に negative remodeling 時） ・IVUS 使用（ステント拡張不十分で高い圧で後拡張した場合） ・カッティングバルーン使用

（Al-Mukhaini M et al：Heart Views 12：63-70, 2011；Harries I et al：EuroIntervention 10：646-647, 2014 を参考に筆者作成）

LEVEL UP のためのアドバイス

- POBA もしくはステント留置時に冠動脈破裂が予測された場合は，バルーンをデフレーションして病変部に残したまま造影を行う．予想どおり冠動脈破裂をきたしていた場合は速やかにバルーンを拡張し，止血を行いつつ次の処置［パーフュージョンバルーン準備，カバードステント準備，心嚢穿刺，ダブルガイドシステム構築，気管挿管・大動脈内バルーンポンプ（IABP）・経皮的心肺補助（PCPS）挿入準備など］を行う．
- 冠動脈破裂の予測には IVUS がきわめて有用である．

文献

1) Ellis SG et al：Increased coronary perforation in the new device era. Incidence, classification, management, and outcome. Circulation 90：2725-2730, 1994
2) Guttmann OP et al：Prevalence and outcomes of coronary artery perforation during percutaneous coronary intervention. EuroIntervention 13：e595-e601, 2017
3) Harries I et al：Tools & Techniques-Clinical：Management of coronary perforation. EuroIntervention 10：646-647, 2014
4) Al-Mukhaini M et al：Coronary perforation and covered stents：an update and review. Heart Views 12：63-70, 2011

D 冠動脈破裂 バルーン血管形成術やステント留置後

2 対処術 | ⓐ パーフュージョンカテーテル利用法

Essence

- 透視下のバルーニング中の異常拡張像は，冠動脈破裂発症を示唆する重要な所見である．その所見を認めた際には，拡張中のバルーンで即座に止血できるように準備を整え，心タンポナーデの増悪を防ぐ．
- パーフュージョンバルーン(PB)の特性を理解し，PBによる冠虚血回避能を過信せず，止血中の血行動態の変化に注意する．
- PB止血中の，ガイディングカテーテル内，および，病変前後の血栓の形成を回避するため，システム内を定期的にフラッシュする．
- PBによる止血が得られた後，少なくとも48～72時間後までは再出血の可能性があるので，慎重に経過観察する．

- 2000年以後に報告された文献を参照すると，冠動脈破裂の頻度は0.3～1％とまれである．しかし，冠動脈破裂発症後の院内死亡率は，0～20％と報告により幅があるものの高く，PCIが技術的に成熟した今日でも，依然として，重篤な合併症と考えられる．
- 一般に，冠動脈破裂の頻度は，高齢女性，屈曲・偏心性・石灰化病変，小血管，変性した静脈グラフトなどで高くなるとされる[1,2]．
- 冠動脈破裂時に心原性ショックに至る機序として，①冠動脈破裂部からの出血に伴う心タンポナーデによる血行動態増悪，また，②バルーン止血による当該心筋領域の虚血の関与が考えられる．①の心タンポナーデに対しては，心嚢穿刺で対処し，②の心筋虚血に対しては，パーフュージョンバルーン(perfusion balloon：PB)を用いることで，ある程度は虚血を低減させることが可能であるが，それでも心原性ショックを回避できない場合には，速やかに心肺補助装置を導入して，血行動態を安定させるように努める．

ⓐ バルーンによる低圧拡張を用いた止血法

- 冠動脈破裂時の造影ジェット幅が1 mmを超えるような重篤な破裂例(Ellis分類Type Ⅲ)では，急速な心嚢液の貯留に伴い，急速に血行動態が増悪するため，冠動脈破裂発症時には，即座に手持ちのバルーンによる低圧拡張にて止血を開始する必要がある．この対処が発症直後にできれば，心タンポナーデに至ることなく，心嚢穿刺も要さずに手技を終えることのできる可能性が高まるが，それができなければ，心嚢穿刺は避けられない．
- このバルーン止血を即座に開始するためには，バルーニング中の透視像に注意を払い，バルーン拡張部での「巣状」の異常拡張像が出現しないか，注視しておく必要がある．この異常拡張像は，冠動脈破裂発症を予見する重要な所見であり，バルーニング中にこの所見を

- 図1，図2のいずれの症例もバルーニング中の異常拡張像を認めた．実際の手技中には，冠動脈破裂発症を予見し，バルーニング中のバルーンを拡張部から移動させず，即座にそれらのバルーンを用いた低圧拡張による止血に移行した結果，心囊穿刺を要さず，手技を終えることができた．

- 応急用処置ともいえる，このバルーン低圧止血の際に，慌てて高圧拡張し，冠動脈破裂部をさらに広げないように注意する．止血可能な最低限の圧で，バルーンによる止血を開始する．バルーン低圧止血を行いつつ，筆者は，図3のフローチャートのように冠動脈破裂に対処している．

b パーフュージョンバルーン（PB）の構造

- PBの構造を図4に示す．PBには，バルーン径：2.5～4 mm，バルーン長：20 mmのサイズ・バリエーションがある．シャフト径は3.4 Fr.と，通常のバルーンと比べ大きい．バルーン拡張中に末梢冠灌流を補助するための側孔（直径0.3 mm）が，バルーンの前後に総計24個配置されている（側孔は，バルーン・チップに8個，バルーンの手前に16個配置されている）．チップ先端から約70 mmにパーフュージョン・マーカーが配置されており，ガイドワイヤーをこのマーカーの手前まで引くことにより，バルーン拡張中の末梢冠血流維持を最大化することができる．

- 実験データによると，3 mm径PBの場合，約30 mL/分の末梢灌流が，その拡張中にも維持されるといわれる．しかしPB閉塞部の末梢および側枝の心筋虚血領域が大きい場合には，虚血を回避することは困難と考えられる．使用に際し，その虚血回避能への過信は禁物である．

c ダブルガイドシステムを用いたバルーンによる止血法

- PBを用いる利点として，バルーン止血中の末梢冠灌流維持による虚血の軽減から，長時間の止血が可能となる点があげられる．一方で，その構造に基づく病変通過性の不良，また，初期止血で用いていたバルーンからPBに置換する際には，その置換に一定の時間を要するがゆえに，その間に心タンポナーデが増悪するなどの不利な点もあげられる．

- この不利な点を解消するためには，ダブルガイドシステムの導入が有用である．すでにバルーン止血を行っているシステムとは別に，改めて別の部位を穿刺し，別のシステムを構築し，そこからPBを病変に持ち込む方法である．

- ダブルガイドシステムを導入する際には，PBで止血できず，より通過性不良なカバードステントを使用せざるを得ない状況に追い込まれる可能性も考え，あらかじめ，十分なバックアップを確保できるアプローチ部位から，2本目の6 Fr.以上のガイディングカテーテルを挿入すべきである．

- 6 Fr.以上のガイディングカテーテルを選択する理由は，カバードステントのシャフト径（0.039 inch）が，それらにしか対応していないからである．初期止血で使用中のバルーンからPBへ置換する際の時間を短縮するために，初期止血で使用中のワイヤーの脇に，新

D. 冠動脈破裂　バルーン血管形成術やステント留置後

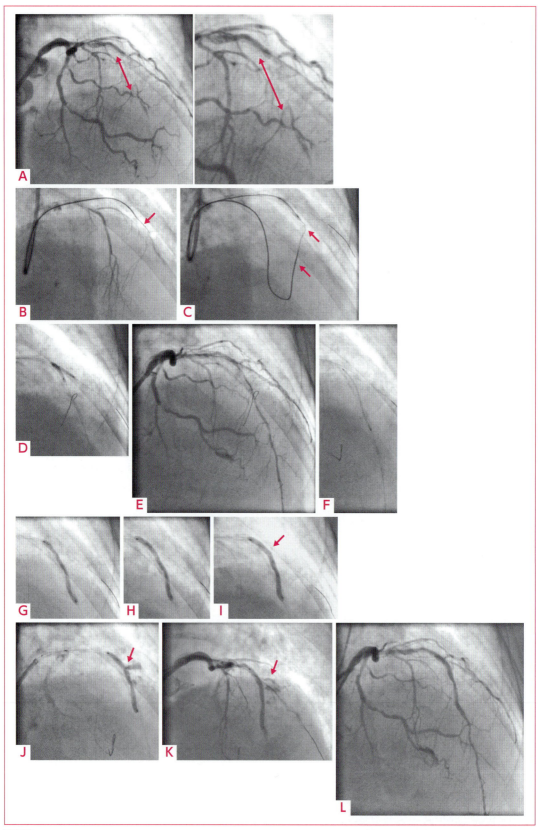

図1 　安定狭心症で受診した70歳代男性（慢性維持透析例）（図説は次頁へつづく）

図1の図説

A：左前下行枝中間部に慢性完全閉塞(CTO)病変(矢印)を認める(RAO cranial view)．冠動脈破裂の病変危険因子として，石灰化，小血管，偏心性などを有した．

B：Antegrade アプローチでワイヤーが偽腔に迷入(矢印)．

C：Retrograde アプローチとして，ipsi-collateral である中隔枝からワイヤーを進め(矢印)，ReverseCART テクニックで，CTO 部のワイヤー通過に成功．

D：CTO 部をバルーン前拡張(CTO 部は，2.5 mm 径のバルーンで 24 気圧まで高圧拡張)．

E：バルーンによる前拡張後の造影．

F：薬剤溶出ステント(DES) (3 mm 径 38 mm 長)を留置するための確認造影．

G：DES を 16 気圧で拡張．

H：DES を 18 気圧で拡張．

I：DES を 20 気圧で拡張．高度石灰化 CTO 病変であったため，冠動脈破裂を懸念し，慎重に 2 気圧ずつ加圧していたが，20 気圧まで拡張した時点で，異常拡張像を認めた(矢印)．この所見は，冠動脈破裂の発症を示唆する重要なサインであるため，ステント・バルーンによる止血を考慮した．

J：異常拡張部位からの冠動脈破裂(Ellis 分類 Type Ⅲ)．冠動脈破裂を予見していたため，拡張中のステント・バルーンは，破裂部から移動させることなく，冠動脈破裂発症直後から 3 気圧と低圧拡張のうえで止血を開始している．そのため，心嚢液はほとんど貯留せず，心タンポナーデの増悪もなく，以後は，図3のフローチャートに準じて止血を継続した．本病変は CTO であったため，バルーンの長時間止血で虚血が誘発されることはなく，血行動態も安定していた．

K：止血開始 30 分後の造影．やや出血量は減じたものの，依然として出血が持続している．図3のフローチャートに準じ，この時点でヘパリンを中和し，活性凝固時間(ACT)を 180 秒に減じた後，パーフュージョンバルーン(PB)による止血を開始した．

L：最終造影．上記のステント・バルーンによる止血 30 分，PB による止血 30 分により，止血に成功している．この後，さらに 30 分程度，造影検査室内で経過観察し，再出血がないことを造影で確認のうえ退出し，以後は CCU で経過観察をしたが，入院経過中，再出血や心タンポナーデを認めることなく，独歩退院された．

たに別のワイヤーを挿入し，病変を通過させ，そのワイヤー上に PB を搭載し，止血を図る方法も考えられるが，PB のシャフト径は 3.4 Fr. と太いため，あらかじめ 8 Fr. のガイディングカテーテルを使用していないと，その方法は適用できない．

d 注意点

- PB を含むバルーンによる止血中に重要なことは，その間の血流うっ滞に伴うシステム内および病変前後の血栓形成に注意を払うことである．これを予防するために，規定の時間ごとにヘパリン加生理食塩水によるシステム内のフラッシュを行う必要がある．

- 冠動脈破裂時にヘパリン中和を行うべきかどうかに関して定見はないが，中和した際には，特に，このシステム内のフラッシュが重要となる．さもなければ，冠動脈破裂に対する止血に成功したとしても，ガイディングカテーテル内の血栓を冠動脈に打ち込むなどの重篤な合併症を引き起こしてしまう可能性が高まる．

- 筆者は，図3に示すとおり，止血困難と思われる重篤な冠動脈破裂に対しては，ヘパリンを中和したうえで，血栓形成を予防するために，ヘパリン加生理食塩水によるフラッシュを行っている．これは過去に，ヘパリンを加えない生理食塩水でフラッシュをした際に，過凝固となり，血栓を形成した経験から，そのようにしている．

D. 冠動脈破裂　バルーン血管形成術やステント留置後

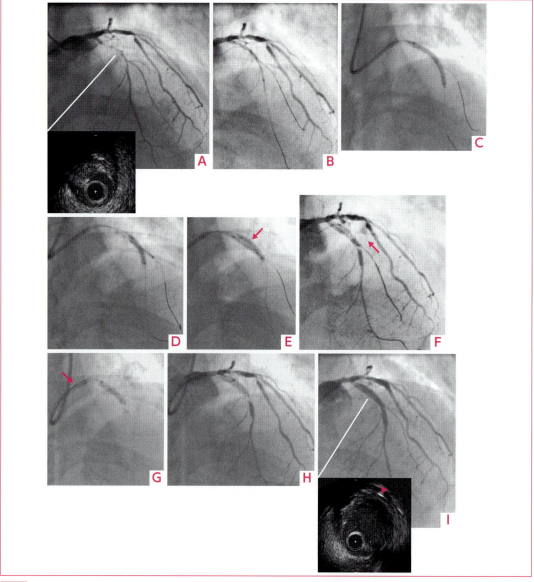

図2　不安定狭心症で受診した70歳代男性

A：左前下行枝近位部のびまん性高度狭窄を認める．冠動脈破裂の病変危険因子として，小血管，偏心性などを有した．

B-C：6 Fr. ガイド橈骨動脈アプローチにて，同部に薬剤溶出ステント(2.5 mm 径× 28 mm 長)を留置．

D：側枝に対して，ワイヤー・リクロス後に，Kissing balloon inflation(本幹 2.75 mm 径，側枝 2 mm 径)を実施．

E：本幹に対して，それらのバルーンにて，Hugging balloon inflation(14気圧)を実施．図1の症例と同様に冠動脈破裂を示唆する異常拡張像を認める(矢印)．

F：冠動脈破裂発症時の造影(Ellis 分類 Type Ⅲ)．図1の症例と同様，冠動脈破裂発症が予見できていたため，拡張中のバルーンを用いて，即座に止血を開始している．この止血は，パーフュージョンバルーン(PB)が準備できるまで継続した．

G：PB(3.5 mm 径)により止血を開始．ワイヤーをパーフュージョン・マーカー(矢印)の手前まで引き，末梢灌流の効果が最大となるように配慮している．その結果，冠虚血が誘発されることなく，血行動態が安定した状態で，バルーン止血が継続できた．

H：Gの状態で造影．バルーニング止血中にもかかわらず，末梢血管が造影されていることから，PBの側孔を介して，末梢灌流が保持されていることがわかる．

I：最終造影．50分間のPB拡張により，止血に成功した．入院経過中，再出血や心タンポナーデを認めることなく，独歩退院された．Aの術前のIVUS像と比べると，血管壁が過伸展していることがわかる．矢頭：ステントストラット．

2. 対処術 - a パーフュージョンカテーテル利用法

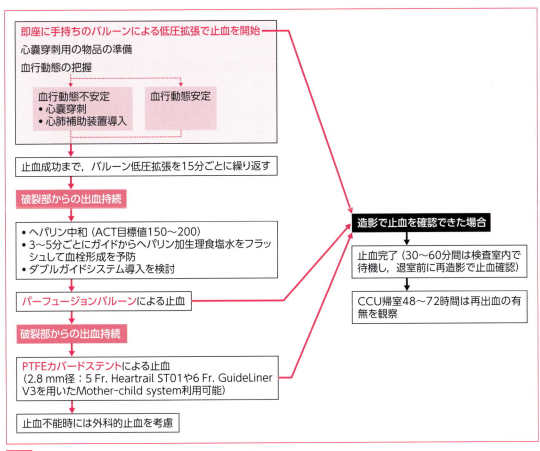

図3 冠動脈破裂への対処に関するフローチャート

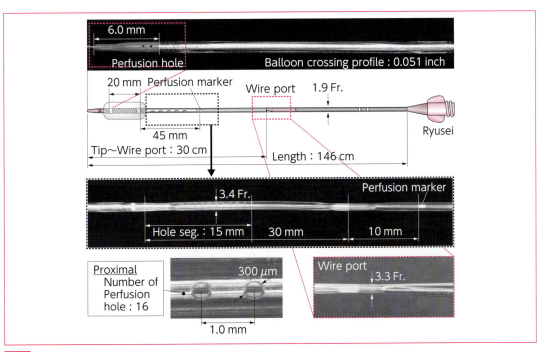

図4 パーフュージョンバルーン(Ryusei)の構造

(画像提供：カネカメディックス社)

D. 冠動脈破裂　バルーン血管形成術やステント留置後

> **LEVEL UP のためのアドバイス**
>
> - PBで止血に成功後，数十分間の経過で，冠動脈破裂部の瘤様の拡張の増悪，再出血などを呈することはしばしば経験される．そのため，筆者は止血成功後も30～60分間はそのまま待機し，検査室からの退室前に再度造影し，前記の異常がないことを確認してから退出するようにしている．
> - 冠動脈破裂部からの急性期，亜急性期の再出血の可能性を考慮し，術後48～72時間程度は，CCUなどで血行動態をモニタリングするほうがよい（図3）．

文　献

1) Shimony A et al：Coronary artery perforation during percutaneous coronary intervention：a systematic review and meta-analysis. Can J Cardiol **27**：843-850, 2011
2) Copeland KA et al：Long-term follow-up of polytetrafluoroethylene-covered stents implanted during percutaneous coronary intervention for management of acute coronary perforation. Catheter Cardiovasc Interv **80**：53-57, 2012

D 冠動脈破裂 バルーン血管形成術やステント留置後

2 対処術 | b カバードステント利用法

Essence

- PTFE カバードステント（CS）は，PTFE 膜が内蔵されており，重篤な冠動脈破裂時の止血に有用なステントであるが，病変通過困難，留置時短縮，側枝閉塞に留意しつつ，留置する必要がある．
- 留置後ステント血栓症の頻度が比較的高いため，CS 留置時に追加後拡張バルーンで十分に拡張すること，また，術後の抗血小板薬の適切な投与に留意する．

a カバードステント（CS）の構造

- PTFE カバードステント（covered stent：CS）は，2 枚の 316 L ステンレス・スチール製ステントの間に拡張可能な延伸ポリ 4 フッ化エチレン（PTFE）製の極薄膜が挟まれた構造で，あらかじめデリバリーシステムのバルーンに装着されている（図 1）．
- ステント径 2.8〜4.8 mm，ステント長 16，19，26 mm のバリエーションがある．いずれのステント径の CS でも，後拡張時に使用するバルーン径を調整することにより，最大 5.5 mm まで拡張することが可能である．その一方，CS の拡張度に応じて，最大 25％までステント長が短縮するため，ステント短縮の可能性を考えて，適切な部位に留置する必要がある．

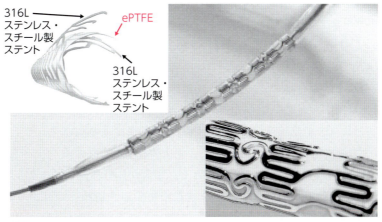

図 1 PTFE カバードステント（GRAFTMASTER）の構造

（画像提供：Abbott Vascular 社）

D. 冠動脈破裂　バルーン血管形成術やステント留置後

b カバードステント（CS）の選択

- CS は，PTFE 膜を内在したユニークなステント・デザインであるが，0.039 inch と，通常のステントと比べて径が大きいため，病変通過性に難がある．
- このため，筆者は基本的に 2.8 mm 径 × 16 mm 長の CS を使用するようにしている．2.8 mm 径の CS ならば，6 Fr. ガイディングカテーテル・システムに対応するうえ，Mother-child system で使用できる，5 Fr. Heartrail ST01（テルモ社製），6 Fr. GuideLiner V3（日本ライフライン社製）にも対応するため，CS の病変通過に難渋するような症例にも有用である．

c カバードステント（CS）を用いた止血法

- CS を血管壁に完全に圧着し，血管壁からの血流のリークを防がない限り止血できないため，冠動脈破裂部を大径のバルーンで高圧拡張することに躊躇があるかもしれないが，追加後拡張のバルーンで確実に止血して手技を終えるべきである．また，この追加後拡張は，CS 留置後慢性期のステント不完全拡張に基づくステント血栓症を防ぐ役割もある．
- 図 2 に CS を使用し，止血に成功した症例を示す．本例では，高度石灰化病変に対してロータブレーター使用後に対照血管径を上回る 3.5 mm 径の薬剤溶出ステントを留置したことが原因で，冠動脈破裂をきたした．
- 冠動脈破裂発症直後は jet の量も多く，止血点を正確に把握することは困難であったが，バルーンによる止血で jet の勢いを弱めて，止血点を明瞭にすることができ，止血点を見間違えることなく，確実に止血点を CS で被覆し，止血に成功することができた．
- 図 2G にバルーン止血後の jet の勢いが弱まった像を示すが，この状態になれば，確実に止血点を CS で被覆することが容易になることがわかるだろう．また，この CS 留置に際し，追加後拡張によるステント短縮も念頭に入れて，正確に止血点を被覆する必要がある．

d カバードステント（CS）の適応と問題点

- CS の適応となるのは，バルーンによる止血が得られない例（➡「D-2-a パーフュージョンカテーテル利用法」の図 3 参照）および，一時的止血は得られるものの，破裂部が異常な瘤拡張を呈し，急性期～亜急性期に再出血をきたす可能性が高いと考えられる例，などである．
- 一方で，CS 使用の際に問題となるのは，①病変通過困難，②側枝閉塞，③慢性期の CS 開存性維持，などである．
- ①への対応は前項のダブルガイドシステム，また，Mother-child system で可能な例が多い．②に関しては，CS で側枝を閉塞させた後でも，先端加重の高いワイヤーを使用して，側枝へのリクロスが可能であると主張する，過去の報告も存在する．
- これを検証するため，図 3M〜N のごとく，筆者が体外擬似血管モデルで実験したところ，非常に先端加重が高いワイヤーを複数使用して，側枝へのリクロスを試みても，PTFE 膜が邪魔し，ワイヤー・リクロスに成功することはできなかった．さらに，ダブルルーメンマイクロカテーテルも併用し，より操作性とバックアップを高めて再実験してみたが，これでもリクロスに成功することはできなかった．

2. 対処術 - b カバードステント利用法

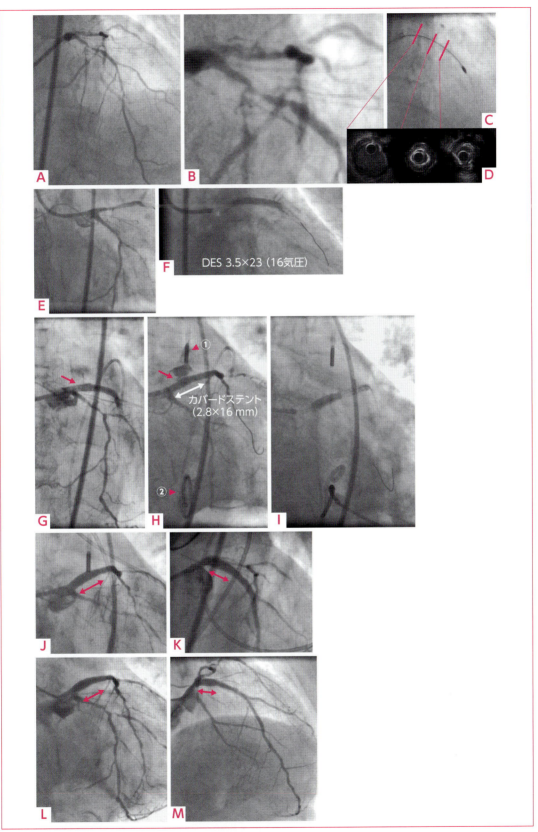

図2 カバードステント(CS)を留置した不安定狭心症で受診した80歳代の男性(図説は次頁へつづく)

47

D. 冠動脈破裂　バルーン血管形成術やステント留置後

図2の図説
冠動脈破裂の病変危険因子として，石灰化，偏心性などを有した．
A：左前下行枝近位部の高度石灰化を伴う狭窄（straight cranial view）．
B：同拡大像．
C：ロータブレーター1.5 mmで石灰化を切削．ロータブレーター通過前には，バルーン，IVUSの通過が阻まれた．
D：ロータブレーター後のIVUS．病変には360°の石灰化を認める．
E：ロータブレーター後（straight caudal view）．
F：薬剤溶出ステント（DES）（3.5 mm径×23 mm長）拡張．この直後に冠動脈破裂を認めた．
G：パーフュージョンバルーン（PB）（3.5 mm径）による止血．ワイヤーをパーフュージョン・マーカーの手前まで引き，末梢灌流の効果が最大となるように配慮している．矢印は破裂部を示す．穿孔によるjetが一条見えるが，この像のように，破裂箇所を明瞭に描出したうえで，正確にカバードステント（CS）で出血点を被覆することが，止血に際し重要である．
H：CS留置（2.8 mm径×16 mm長）．PBで止血中も血行動態が不安定であったため，大動脈内バルーンポンプ（IABP）（矢頭①）を使用のうえ，心嚢穿刺（矢頭②）も行っている．矢印：冠動脈破裂jet．
I：CS留置後の追加後拡張．5 mm径のバルーンを用い高圧拡張（22気圧）まで行い，CSを確実に血管壁に圧着させ，止血を図っている．
J：手技終了時の造影（straight caudal view）．矢印：CS留置部．
K：手技終了時の造影（straight cranial view）．入院経過中，再出血や心タンポナーデを認めることなく，4日後に独歩退院された．
L：4年後の造影（straight caudal view）．術直後から4年間イベントなく経過し，術後4年の本造影でも良好なCS拡張を維持している．
M：4年後の造影（straight cranial view）．

- 以上より，CS留置後の側枝閉塞に対するワイヤー・リクロス成功率はきわめて低いことを認識して，手技を行うべきであろう．③に関して，メーカーから開示された，日本での市販後追跡調査（unpublished data）によると，冠動脈破裂に対する止血目的で使用されたCS 306例（306病変）の1年後の追跡の結果，5％の血栓症，16％の再血行再建が報告されている．現在使用可能な他のステントと比べて，血栓症の頻度が高いため，留置時にステント不完全拡張を防ぐことや，術後血栓症を予防するように抗血小板薬を調整する必要があろう．

> **LEVEL UPのためのアドバイス**
>
> - CS留置により正確に止血点を被覆することが重要である．冠動脈破裂後に慌ててCSを留置したものの，止血点をはずして留置すれば，止血できないばかりでなく，そのCSが邪魔になり，追加すべきCSのデリバリーが困難となり，事態がより一層悪化することもありうるので，注意すべきである．

2. 対処術 − b カバードステント利用法

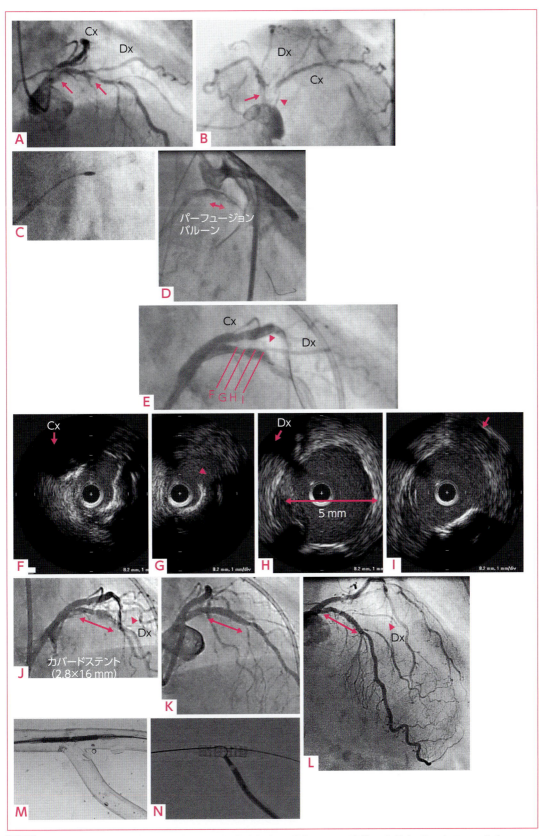

図3 カバードステント（CS）を留置した不安定狭心症で受診した90歳代の女性（図説は次頁へつづく）

D．冠動脈破裂　バルーン血管形成術やステント留置後

図3の図説

冠動脈破裂の病変危険因子として，高齢女性，石灰化，小血管，偏心性などを有した．

A：左前下行枝（LAD）近位部と中間部の高度石灰化を伴う狭窄（矢印）(straight cranial view)．静止画では高度狭窄に見えないが，入浴などの軽労作により，狭心症発作が生じており，治療を要した．

B：左回旋枝入口部（矢印）の高度石灰化を伴う狭窄（矢頭）(spider view)．

C：ロータブレーター1.5 mmでLAD病変の石灰化を切削．この直後に冠動脈破裂を発症し，一瞬で，心タンポナーデからショック状態に陥った．

D：パーフュージョンバルーン（PB）(3 mm径）による止血．心嚢穿刺も行った．

E：PBで止血後のIVUS．PBで約60分間の止血を行い，冠出血jetの勢いがかなり弱まったので，IVUSを行うことができた．しかし，依然として少量の出血が残存し，図中矢頭のような弱いjetを認めた．また，対角枝分岐前後に巨大な瘤の形成を認めた．

F：ロータブレーター通過前には，バルーン，IVUSの通過が阻まれたため，術前のIVUS像は得られていない．本図のIVUS像から類推される病変前後の血管径は3 mm前後と小さかった．矢印：左回旋枝入口部．

G：矢頭：ロータブレーター1.5 mm，PBによる拡張後に認める解離．

H：血管造影上の瘤形成部．IVUS上，血管径が5 mm以上に拡張する瘤を認める．矢印：対角枝．

I：瘤と破裂部（矢印）を認める．

J：カバードステント（CS）(2.8 mm径×16 mm）留置．PBで止血を試み，一時的に完全止血を得るものの，待機時間内に再出血を認めることを繰り返した．バルーン止血時間をさらに延長すれば，完全止血に成功できる見込みもあったが，動脈瘤の形成を認めており，万が一，病棟帰室後，あるいは，退院後に再出血した場合に致死的になると考え，CSを留置することにした．CSを留置する際には，矢頭の対角枝を閉塞させることも，留置を躊躇する要因となっていた．

K：CS留置直後．止血には成功したが，対角枝が完全に閉塞している．術後，非Q波心筋梗塞（トロポニンI：21 ng/dL）を認めたものの，その他には合併症もなく，7日後に独歩退院された．矢印：CS．

L：2年後の造影 (straight cranial view)．術直後から2年間イベントなく経過し，術後2年の本造影でも良好なCS拡張を維持している．また，急性期にCSで閉塞させた対角枝（矢頭）も血流が再開していたが，この機序は不明である．（矢印：CS）

M：体外擬似血管モデルでの実験．LAD分岐部（3 mm径）にCSを留置．

N：ダブルルーメンマイクロカテーテルを併用しつつ，CSにより閉塞させた左回旋枝にワイヤーのリクロスを試みている．ワイヤーは，Gaiaシリーズ，Conquestシリーズ（いずれも朝日インテック社製）を用いて試したが，まったくリクロスさせることはできなかった．

E 冠動脈穿孔

1 発生機序と予防法

Essence
- 発症頻度は 0.2〜3.0％[1] といわれており，カテーテル検査室で遭遇する確率は低くない．
- bailout の方法，および，止血デバイスの特性を習熟しておくことはインターベンショナリストにとっては必須事項である．

- 本項ではガイドワイヤーによる冠動脈穿孔について解説する．

a 発生機序

- 近年薬剤溶出ステントの登場により challenging PCI が増加し，穿通力の高い慢性完全閉塞（CTO）用ガイドワイヤーや滑りのよいポリマーコーティングワイヤーの使用頻度が増加したために，従来のファーストチョイスワイヤーでは少なかった，冠動脈穿孔の合併症が増加している．
- CTO 用ワイヤーは，穿通力が高くわずかな力を加えるのみで，ワイヤーは血管外にはずれ，特に血管末梢では，容易に血管外に穿通することとなる．
- ポリマーコーティングワイヤーは，滑りがよいために近位部血管壁から受ける摩擦抵抗が少なく，これもわずかな力で血管末梢から血管外に穿通する．
- バルーンカテーテル挿入時に左手のワイヤー保持力が弱いと，無意識にワイヤーを送り込むことになり，特に上述のワイヤー使用時には血管穿孔をきたしやすくなる．
- バルーンカテーテル抜去時には，反動でガイディングカテーテルがディープシーティングされるような場合があるが，このときにワイヤーは遠位部へ滑り込むような挙動を見せる．この動きがワイヤー穿通につながりうる．特に，側枝にワイヤーが入っている場合には，本幹のバルーンを抜く際に側枝のワイヤーの動きに注意が必要である．

b 予防法

- デバイスをワイヤーに沿わせて冠動脈内に持ち込んだり，ガイディング外に取り出したりする際に，術者はワイヤーを無意識に冠動脈の奥に進めている（ワイヤーが抜けないようにする意識が高ければ高いほど）ことがある．特にワイヤーが 2 本も，3 本も同時に入っているときは手技に細心の注意を払わなければならない．
- デバイス挿入時には，ガイドワイヤーを強く保持する必要がある（図 1）．
- ワイヤーを深く入れすぎないことが重要である［これは容易なようで難しい．若手医師の手技を見ていると，ワイヤーが浅すぎてデバイスをデリバリーすることが困難になっているシチュエーションにも遭遇するし，深すぎてシステムが作用反作用で脱落（崩壊）してい

E. 冠動脈穿孔

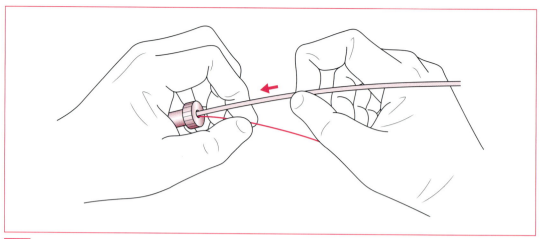

図1 デバイス挿入時の左手の状態
左第1指, 第2指で強く保持する.

るケースにも遭遇する].
- ガイドワイヤーの先端まで冠動脈全体が把握可能な透視サイズで手技を行う.
- 最終の冠動脈造影の際には, 冠動脈穿孔がないかを確認する目的で, 静脈相までしっかりと造影する.
- ガイドワイヤーが病変を通過した後は, 穿孔を生じやすいので, CTO用ワイヤーやポリマーコーティングワイヤーなどはマイクロカテーテルを使用して, なるべく早い段階でフロッピーワイヤーに変更する.

LEVEL UP のためのアドバイス

- 至適ワイヤーポジションを手技中に瞬時に判断することが大切である.

文 献
1) Kern MJ：Coronary perforation. The Interventional Cardiac Catheterization Handbook, 3rd ed, Elsevier, p123-124, 2013

E 冠動脈穿孔

2 対処術　ａ コイル利用法

> **Essence**
> - 冠動脈穿孔で使用されるコイルの形状は主に，カール型，ストレート型，トルネード型に大別される．
> - コイルを冠動脈末梢までデリバリーするためのマイクロカテーテルに制限があることを知っておくことが肝要である．

ａ コイルの選択

- 末梢での Ellis 分類 Type Ⅱ（➡「D-1．発生機序と予知法」表 1 参照）の冠動脈穿孔の場合には，筆者はコイルによる塞栓術を第一選択としている．
- 筆者の場合，コイルは Cook 社製の Hilal（ヒラール）10 mm シングルカール型（図 1），20 mm マルチカール型を使用するケースが多い．コイルにファイバーが付いているのが見てとれる．これらのコイルをデリバリーするマイクロカテーテルとして使用するのはテルモ社製の FineCross もしくはカネカメディックス社製の Standard MIZUKI である．コイルメーカーは，コイルデリバリーのマイクロカテーテルは内径が 0.018 inch 以上を推奨している．
- Hilal コイルは Corsair や Caravel ではデリバリーが困難であることを知っておきたい．どうしても Corsair や Caravel でコイルをデリバリーしたい場合は，C-STOPPER コイル 0.014（パイオラックスメディカルデバイス社製，図 2）が使用できる．コイルプッシャーは 0.014 inch の冠動脈ガイドワイヤーで代用できる．そもそもファイバー付きコイルの隙間をフィリングするために開発されたコイルなので，本製品単独で止血を期待するのは困難な場合にも遭遇するかと思われる．筆者の見解としては，bailout の手技には確実性を期待したいのでファイバー付きのコイルをまずはお勧めしたい．

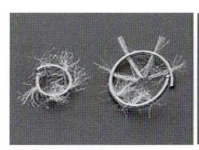 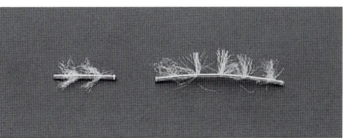

図 1 Hilal 血管塞栓用マイクロコイル
シングルカール型（左），ストレート型（右）．

（画像提供：Cook 社）

E. 冠動脈穿孔

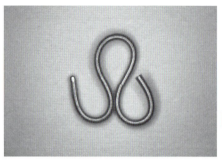

図2 C-STOPPER血管閉塞用マイクロコイル：0.014 inch, 15 mm

（画像提供：バイオラックスメディカルデバイス社）

表1 各種マイクロカテーテルの外径と内径

製品名	外径			内径		有効長
	エントリ	先端部	手元部	エントリ	手元部	
ASAHI Caravel （朝日インテック社）	0.48 mm (1.4 Fr.)	0.62 mm (1.9 Fr.)	0.85 mm (2.6 Fr.)	0.40 mm (0.016 inch)	0.55 mm (0.022 inch)	135 cm 150 cm
ASAHI Corsair （朝日インテック社）	0.42 mm (1.3 Fr.)	0.87 mm (2.6 Fr.)	0.93 mm (2.8 Fr.)	0.38 mm (0.015 inch)	0.45 mm (0.018 inch)	135 cm 150 cm
FineCross MG （テルモ社）	0.60 mm (1.8 Fr.)	0.60 mm (1.8 Fr.)	0.87 mm (2.6 Fr.)	0.45 mm (0.018 inch)	0.55 mm (0.021 inch)	130 cm 150 cm
FineCross GT （テルモ社）	0.57 mm (1.7 Fr.)	0.60 mm (1.8 Fr.)	0.87 mm (2.6 Fr.)	0.45 mm (0.018 inch)	0.55 mm (0.021 inch)	130 cm 150 cm
MIZUKI（Standard） （カネカメディックス社）	0.60 mm (1.8 Fr.)	0.60 mm (1.8 Fr.)	0.84 mm (2.5 Fr.)	0.45 mm (0.018 inch)	0.55 mm (0.022 inch)	135 cm 150 cm
MIZUKI（FX type） （カネカメディックス社）	0.58 mm (1.7 Fr.)	0.58 mm (1.7 Fr.)	0.84 mm (2.5 Fr.)	0.42 mm (0.017 inch)	0.55 mm (0.022 inch)	135 cm 150 cm

- 各種マイクロカテーテルの外径と内径を**表1**にまとめた．

b コイルを利用した止血法

- 止血術には，①マイクロカテーテル，②コイルデバイス（2対1組になっていることを確認），③コイルプッシャー（0.014 inchの冠動脈ガイドワイヤーでも代用可能），を用意する（**図3, 4**）．
- 穿孔を生じている冠動脈（**図5A**）を正しく判別後に，穿孔を生じている冠動脈にマイクロカテーテルを導入する（**図5B**）．
- マイクロカテーテルから先端造影を施行して，マイクロカテーテルが穿孔を生じている血管内にあることを確認する．
- マイクロカテーテルにコイルを装着する（➡次頁「HOW TO」参照）．
- コイルプッシャーで押し，目的の血管まで進める．コイルを留置する前にカテーテル先端の位置を確認する．その後，コイルプッシャーをさらに進めてカテーテルの先端からコイルを押し出し，留置する．その際，コイルとコイルプッシャーの不透過部と透過部の位置関係を銘記しておく（**図5C**）．

2. 対処術 – a コイル利用法

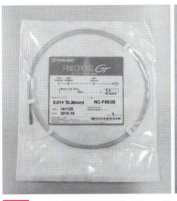
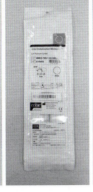
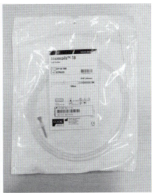

図3 コイル塞栓用デバイス一式
左からマイクロカテーテル，コイル，コイルプッシャー．

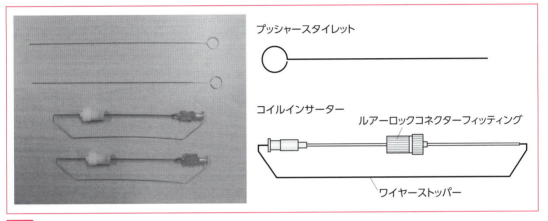

図4 コイルのセット
コイルはあらかじめコイルインサーター内にセットされ，2組が用意されている．

- 最終造影検査で造影剤の漏出がなく，止血できていることを確認して手技終了とする（図5D）．

HOW TO コイルインサーターとプッシャースタイレットの使用法（図6）

① コイルが充填されているインサーターのストッパーを解除する．
② コイルインサーターを完全にマイクロカテーテルに挿入する（図6A）．
③ ルアーロックコネクターフィッティングをカテーテルのハブと接続し，時計方向に回してロックする（図6B）．
④ コイルインサーターをカテーテルのハブ内にできるだけ深く進めた状態で，プッシャースタイレットをコイルインサーターに挿入し，コイルをカテーテルの内腔に押し出す（図6C）．
⑤ プッシャースタイレットとコイルインサーターを抜く．
⑥ プッシャースタイレットをカテーテルに挿入し，コイルをできるだけ前方に進める（図6D）．

E. 冠動脈穿孔

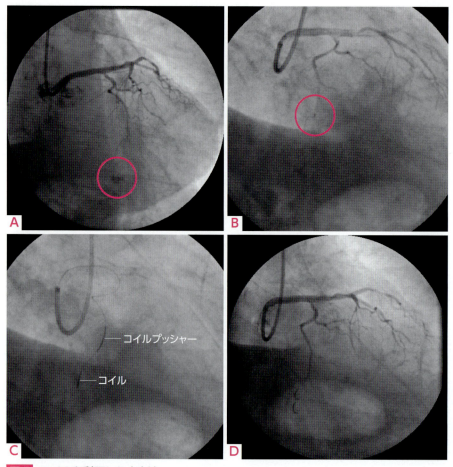

図5 コイルを利用した止血法
A：冠動脈造影にて穿孔部位を判定．回旋枝末梢に造影剤の漏出を認める (赤丸)．
B：マイクロカテーテルを穿孔の近位部 (赤丸) まで導入する．
C：コイルの導入．
D：コイル留置後の造影．造影剤の漏出が消失している．

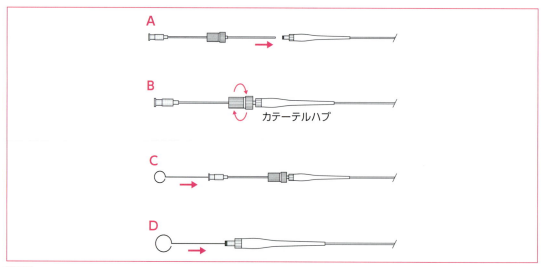

図6 コイルインサーターとプッシャースタイレットの使用法

- コイル塞栓の代替案として自己脂肪組織や自己凝血塊で止血を試みる術者もいるが，本手技で筆者らは遅発性心タンポナーデを経験したこともあり，それ以降，コイルしか使用しなくなった．自己脂肪組織や自己凝血塊はアンギオグラフィには写らないので，止血したい部位に留まっているのかどうか，止血が本当に十分にできているのかどうかはアンギオグラフィでは判別困難である．その点，コイルは視認できるので確実性は担保されるものと考える．

> **LEVEL UP のためのアドバイス**
> - 穿孔後の手技中にはガイドワイヤーを絶対に抜かない．
> - コイルデバイスを用意するまでの時間，マイクロカテーテルに陰圧をかけて，穿孔している血管の近位部の血管を虚脱させて止血することを試みるのも一案である．
> - 止血手技を続行しながら，心タンポナーデの診断のために心エコー装置を用意する．
> - 必要に応じて心嚢穿刺や大動脈内バルーンポンプ（IABP），経皮的心肺補助（PCPS）使用を考慮する．

E 冠動脈穿孔

2 対処術 　b 塞栓物質利用法

Essence
- ガイドワイヤーによる穿孔は末梢で生じることが多いので，最終造影で必ず末梢まで見てその有無を確認する．
- 末梢の冠動脈穿孔を，脂肪組織，自家血栓，フィブリン糊を塞栓物質として血管を閉塞して止血する．
- 各々の塞栓物質によって，止血効果や，遠隔期の再開通，穿孔部位へのデリバリー方法などに差がある．

- ガイドワイヤーによる末梢冠動脈穿孔は，穿孔した覚えがなくても生じていることがある．すべてのPCIで穿孔の可能性があり，最終造影時には末梢まで撮影をきっちり行うことが必要である．
- 穿孔を認めた場合は，穿孔部の同定が重要である．同定が困難な場合は，他枝との重なりが影響していることが多く，多方向から撮影を行ったり，必要であればマイクロカテーテルを使用して選択的造影を行い，穿孔部を確認する．
- 次に，穿孔部の造影剤の漏出方向を同定する．心外膜側の心嚢腔への持続的な造影剤の漏出は心タンポナーデに移行しやすいため，迅速にマイクロカテーテルやバルーン等のデバイスを楔入させ，血液の漏出を止める．心筋側でも心嚢腔に血液の漏出があると，遅発性の心タンポナーデをきたすことがあるので止血が必要である．

a 塞栓物質を利用した止血法

- ガイドワイヤーによる冠動脈穿孔では，出血を認めたときに，手技を終了するか継続するかで止血手技は異なる．
- 手技を終了する場合は，プロタミンでヘパリンの中和を行い，活性凝固時間（activated coagulation time：ACT）を160～200秒にコントロールする．止血方法は，バルーンやマイクロカテーテルを穿孔部位直前まで進め楔入，または低圧でバルーン拡張する（➡「E-2-c マイクロカテーテル利用法」参照）．止血中は，カテーテル内での血栓形成を防ぐため，5分おきにカテーテル内の血液の吸引および生理食塩水のフラッシュを行う．
- 手技を継続する場合，または上記手技で止血困難な場合は，自家血栓，脂肪塞栓，コイル，フィブリン糊を用いて穿孔部位を塞栓し止血する．
    ① 自家血栓による止血法の詳細は後述するが，血栓をマイクロカテーテルを用いてデリバリーする．一旦止血できても，血栓の退縮による再出血の可能性はあるとされる．慢性期の造影では，穿孔部は止血され，冠動脈は再疎通していることが多い．

②脂肪塞栓は，皮下脂肪を大腿部から採取し，マイクロカテーテルに入るサイズに切断する．マイクロカテーテル内に挿入し，生理食塩水を用いてゆっくりとフラッシュし穿孔部の止血を行う．穿孔した冠動脈は慢性期には再疎通はしないが，末梢血管であり問題になることは少ない．

③コイルの利用は容易であるが，留置の仕方により手前の側枝も閉塞することがある．慢性期には多くの場合，留置部位は閉塞している（➡「E-2-a コイル利用法」参照）．

④フィブリン糊は液体であるため注入は容易であり，穿孔部の大きさを問わず確実に止血できる．ただし，注入部位や量を誤ると近位部より冠動脈の閉塞をきたす危険性がある．また，本来血管内投与禁忌で，保険適用外であり，また血液製剤であるため止血手技の第一選択とはなりにくい．慢性期には，自家血栓と同様に穿孔部は止血され，冠動脈は再疎通していることが多い．

- 筆者の施設では自家血栓を主に使用し，困難であれば，コイルまたはフィブリン糊を使用している．
- 以下に塞栓物質を用いた止血方法の詳細を呈示する．

1）自家血栓による止血法（図1）

- 血栓の採取は，主にシース挿入時の穿刺針の中にできた血栓を回収する．それが困難であればシースの内筒内にあることもあり，それでもないときは，血液を採取してトロンビン液を数滴加えて，体外で血栓を作製する．
- 採取した血栓は，マイクロカテーテルを用いて穿孔部にデリバリーする（図1）．まず大事なのは，いかに穿孔部に圧を加えずに，穿孔部を大きくすることなくデリバリーするかである．生理食塩水を用いてマイクロカテーテルをフラッシュするが，そのときに，穿孔部に圧がかからないように（穴を大きくしないように），穿孔部の手前でマイクロカテーテルの先端が冠動脈に楔入しないようにする．
- まず，マイクロカテーテルの近位部のハブにある生理食塩水や血液を除去して，針を用いて血栓をマイクロカテーテルのハブの遠位部に押し込み，生理食塩水を入れた1 mLのシリンジで圧をコントロールしながらフラッシュを行って血栓をデリバリーする．通常のマイクロカテーテルではおおむね0.4 mLの生理食塩水をフラッシュすれば，血栓がマイクロカテーテルの先端から出る．
- 生理食塩水を使用すると，血栓がマイクロカテーテルの先端から出る直前に抵抗が強くなり，その後にすっと抜ける感じが伝わり，血栓がマイクロカテーテル先端から出るのが鋭敏にわかる．造影剤を混入するとこの感覚は鈍くなる．
- 血栓は，退縮して再出血する可能性が考えられるので，PCIが終了した時点でプロタミン中和を行い，終了する．

2）フィブリン糊による止血法（図2，3）

- フィブリン糊［ベリプラストP（CSLベーリング社製）］は，A液（フィブリノゲン末＋アプロチニン液）とB液（トロンビン末＋塩化カルシウム液）で構成されており，それらを混合することでフィブリン糊が作製される（図2）．

E. 冠動脈穿孔

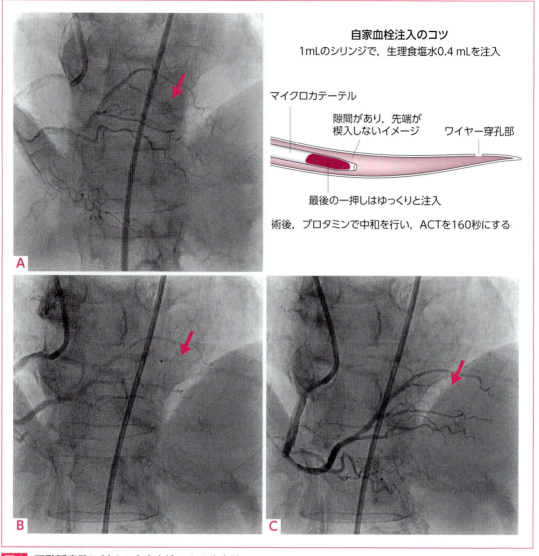

図1 冠動脈穿孔に対する自家血栓による止血法
A：右冠動脈末梢に冠動脈穿孔を認めた．
B：穿孔部直前にマイクロカテーテルを進めた．
C：マイクロカテーテルを用いて自家血栓をデリバリーし，穿孔部を塞栓でき，止血しえた．

- コイルではなくこの手技を選択するのは，穿孔部手前の冠動脈の閉塞を避けて局所的な止血が必要な場合と，穿孔部が大きく早急かつ確実な止血を要する場合である．
- フィブリン糊は液体のため，確実に至適量がデリバリーでき，早急に止血できる利点がある．ただし，フィブリン糊は本来血管内投与禁忌で保険適用外かつ血液製剤であり，最終手段として施行している．

2. 対処術 - b 塞栓物質利用法

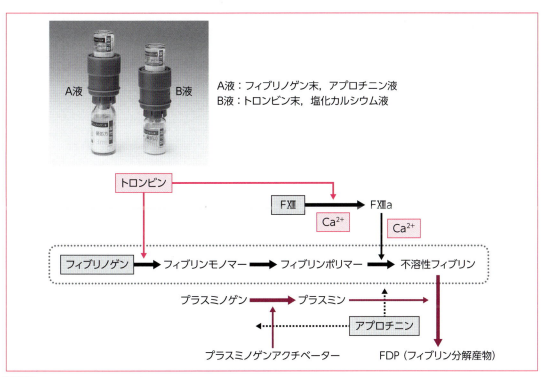

図2 フィブリン糊（ベリプラストP）と止血機序

トロンビンはフィブリノゲンに作用し，可溶性フィブリンが生成される．この可溶性フィブリンに，カルシウムイオン存在下で，トロンビンにより活性化された血液凝固第XIII因子が作用すると，不溶性の強固なフィブリン網ができあがる．このような血液凝固の最終段階を模倣して製剤化したものがフィブリン糊（ベリプラストP）である．

HOW TO　フィブリン糊による止血法

① マイクロカテーテル先端を穿孔小血管がほぼウェッジするまで進め（穿孔部のやや近位部），ワイヤーをマイクロカテーテルから抜く．

② ベリプラストPのA液を1 mLシリンジに0.2～0.3 mL程度吸引し，マイクロカテーテル内にゆっくり注入する．その後，造影剤と生理食塩水を混合した液を0.5 mL程度マイクロカテーテル内に注入する（これは，A液とB液が混合された時点でフィブリン糊を形成してしまうため，カテーテル内がフィブリン糊で閉塞してしまうのを避けるためである）．その後に，B液を同様に1 mLのシリンジに0.2～0.3 mL程度吸引し，マイクロカテーテル内にゆっくり注入した後，フラッシュのために造影剤と生理食塩水を混合した液を1～2 mL程度注入する．すると，穿孔部位でフィブリン糊が形成され，血管が塞栓される．1.0 mL以上のベリプラストPを用いるとかなり多量のフィブリン糊が形成され，近位部の血管まで閉塞してしまうため注意を要する．

③ マイクロカテーテルを手前に引き，造影して止血を確認する．止血ができていない場合は，再度同じことを行う．

④ 止血が確認できれば，手技を終了するか，引き続きPCIが必要であれば，ヘパリンを再投与してPCIを再開しても，出血することは今まで筆者の施設ではなかった．

⑤ フィブリン塊も，退縮の可能性があり，PCIが終了した時点でプロタミン中和を行い，終了する．

E. 冠動脈穿孔

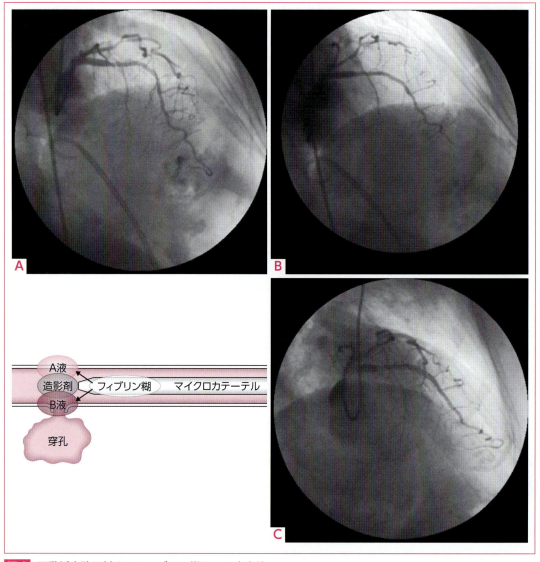

図3 冠動脈穿孔に対するフィブリン糊による止血法
A：左前下行枝末梢にガイドワイヤーによる冠動脈穿孔を認めた．
B：穿孔部にマイクロカテーテルを進め，ベリプラストPを用いて止血しえた．
C：2ヵ月後の冠動脈造影検査では，再灌流を認めた．

> **LEVEL UP のためのアドバイス**
>
> - 最終造影は，きっちり行って穿孔がないか確認する．
> - 血栓の採取等，一度は練習しておく．
> - プロタミンの中和を行ったときには，ACTの確認とカテーテル内のフラッシュを忘れずに行う．

E 冠動脈穿孔

2 対処術　C マイクロカテーテル利用法

Essence
- マイクロカテーテルに陰圧をかけてシリンジをロックすることで血管が虚脱する．
- 血管が虚脱しているかどうかはガイディングカテーテルから造影し，マイクロカテーテルより末梢側が造影されないことで確認できる．

- 慢性完全閉塞（CTO）病変に対するPCIにおいては，穿通能力の高いガイドワイヤーを用いることで先端チップによる冠動脈穿孔を起こすリスクは非CTO病変に比し高くなる．また図1の症例のようにポリマージャケットタイプのガイドワイヤーも同様である．
- 冠動脈破裂および穿孔のうち約36％がガイドワイヤーによるものとされている[1]．
- 冠動脈穿孔の対処術でまず行うべきことは，①経皮的古典的バルーン血管形成術（POBA）による長時間拡張，②プロタミン投与による活性凝固時間（ACT）のコントロール，である．これで止血が得られなければ，次の段階として他の手法を検討すべきである．
- 他の手法としては穿孔箇所への塞栓法で，塞栓物質としてマイクロコイル，Gelfoam，皮下脂肪組織が提唱されている．このうち，皮下脂肪組織は最も簡便で有効とされている[2]．また自己組織であるため免疫反応がないこと，短時間で準備が可能であること，コストがかからないことが利点としてあげられる．しかしながら，これらの塞栓法に共通するのは，たとえ急性期止血に成功したとしても，穿孔箇所へ異物を塞栓することで，PCIの標的血管が慢性期には閉塞している危惧が残ることである．

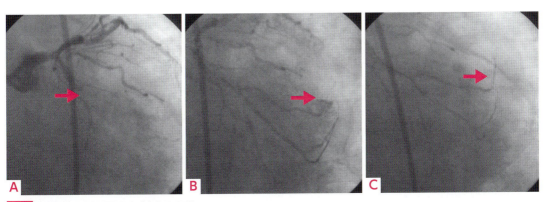

図1 回旋枝#13 CTOに対するPCI
A：矢印は回旋枝#13 CTO病変．使用したガイドワイヤーは0.014 inch，ポリマージャケットタイプのFielder FC（朝日インテック社製）．
B：回旋枝末梢側よりガイドワイヤーによる冠動脈穿孔発生（矢印）．
C：マイクロカテーテルと血栓吸引用シリンジを用いて止血に成功（矢印）．なお，第14病日および3ヵ月後に再造影を施行しているが，造影剤の血管外漏出は消失したままでCTO病変も開存していた．

E. 冠動脈穿孔

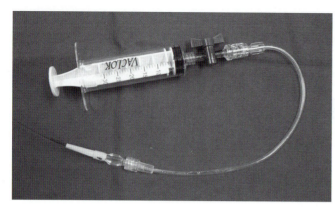

図2 血栓吸引用シリンジ

- 一方，マイクロカテーテルを利用した止血法[3]はマイクロカテーテルと血栓吸引カテーテルの吸引用シリンジを組み合わせるだけのシンプルな手法である．

a マイクロカテーテルを利用した止血法

- 一般的にカテーテル室にはマイクロカテーテルと血栓吸引用シリンジ(図2)は常備しているはずであり，短時間で準備可能と考えられる．万が一，血栓吸引用シリンジが常備されていない場合，ロック付きのシリンジと三方活栓で十分代用可能である．
- また塞栓物質が不要であることは，塞栓法に比し PCI の標的血管が慢性期に閉塞している可能性が低く，最大のアドバンテージといえる．

HOW TO マイクロカテーテルによる止血法

① 造影上，ガイドワイヤーによる冠動脈穿孔と判断．
※このときに慌ててガイドワイヤーを引きすぎないこと(この後，ガイドワイヤーに沿ってマイクロカテーテルを進める必要があるため)．
② マイクロカテーテルを使用した PCI の場合，そのマイクロカテーテルを穿孔箇所付近のやや中枢側まで進める．
③ マイクロカテーテルを使用していない PCI の場合，KUSABI(カネカメディックス社製)を用いた trapping 法で，ガイドワイヤーに沿ってマイクロカテーテルを穿孔箇所付近のやや中枢側まで進める．
④ 一旦，ガイドワイヤーを完全に引き抜く．
⑤ マイクロカテーテルの断端に血栓吸引カテーテルの吸引用シリンジ(図2)を接続する(万が一，血栓吸引用シリンジが常備されていない場合，ロック付きのシリンジと三方活栓で代用可能)．
⑥ 血栓吸引用シリンジに陰圧をかけてロックする．
⑦ シリンジ内に吸引された血液が少量のみであれば，血管が完全に虚脱された状態である．
⑧ ガイディングカテーテルから造影し，マイクロカテーテルより末梢側は造影されないことを確認する．
⑨ この状態を 15～30 分間程度維持する．

⑩シリンジの陰圧を解除後，ガイディングカテーテルから造影し，造影剤の血管外漏出が消失していれば止血完了と判断できる．

- 血管の虚脱，つまり吸引用シリンジの陰圧をどれくらいの時間維持し続けるべきかについては，明確な回答を持ち合わせていない．
- 図1の症例では，計60分のPOBAによる長時間拡張後に陰圧を60分維持しており，15～30分程度が1つの目安と考えている．

b 止血を行うにあたって考慮すること

- 穿孔箇所へのマイクロカテーテルの留置自体が，血管末梢での凝固を促進している可能性もある．いずれにしろマイクロカテーテル利用法は非常にシンプルかつ塞栓物質を必要としないことが最大の利点である．すなわち慢性期にPCIの標的血管が閉塞している可能性が塞栓法に比し少ないといえる．ただしガイドワイヤーによる冠動脈穿孔でも，先端チップによる場合とナックルワイヤーによる場合とでは穿孔箇所のサイズに大きな差異があると考えられる．ナックルワイヤーによる場合の穿孔箇所は大きく，マイクロカテーテルを用いた止血法では止血が完遂しない可能性がある．この場合は塞栓法，特にマイクロコイルを用いる手法（→「E-2-a コイル利用法」参照）を考慮したほうがよいと考えられる．
- 止血法は，いくつか存在する手法のうち一概にどれが最適であるかということは重要ではなく，状況に応じて塞栓法，マイクロカテーテル利用法を使い分ける必要がある．迅速かつ的確に下されるべきその判断は，近い将来メインオペレーターになるであろう本書読者にすべて委ねられている．

LEVEL UP のためのアドバイス

- マイクロカテーテルと血栓吸引用シリンジを用いて血管を虚脱させる手法は，マイクロコイルなどを用いた塞栓法より慢性期に標的血管が開存している可能性が高く，シンプルな方法である．しかし大きな穿孔では止血しにくく，塞栓法との使い分けが大切である．

文献

1) Dippel EJ et al：Coronary perforation during percutaneous coronary intervention in the era of abciximab platelet glycoprotein Ⅱb/Ⅲa blockade：an algorithm for percutaneous management. Catheter Cardiovasc Interv **52**：279-286, 2001
2) Oda H et al：Guidewire-induced coronary artery perforation treated with transcatheter delivery of subcutaneous tissue. Catheter Cardiovasc Interv **66**：369-374, 2005
3) Yasuoka Y et al：Successful collapse vessel treatment with a syringe for thrombus-aspiration after the guidewire-induced coronary artery perforation. Cardiovasc Revasc Med **263**：e1-3, 2010

F slow flow/no flow

1 発生機序と予知法

Essence
- slow flow/no flow は慢性期の予後を悪化させる．
- slow flow/no flow とは冠動脈に器質的な高度狭窄を伴っていないにもかかわらず，造影遅延/途絶を生じている状態をいう．
- slow flow/no flow は冠動脈 CT，冠動脈造影，IVUS などである程度予測可能である．

a 発生機序

1) slow flow/no flow

- 冠動脈疾患（coronary artery disease：CAD）に対する PCI による再灌流療法は，第一選択の治療法になっている．しかしながら，一部の症例において PCI 施行時に病変部位の狭窄・閉塞が解除されたにもかかわらず，冠動脈の血流低下（slow flow）や途絶（no flow）を認める症例がある．slow flow/no flow は慢性期の予後を悪化させると報告されている[1]．
- slow flow とは冠動脈に器質的な高度狭窄を伴っていないにもかかわらず，冠動脈造影で造影遅延を認める状態（TIMI 分類 grade 2）である．no flow は順行性血流が途絶している場合（TIMI 分類 grade 0 もしくは 1）を示す．slow flow/no flow の機序は，冠動脈末梢における血栓やプラークの塞栓と，病変から放出された血管収縮性物質による抵抗血管の収縮と考えられている．

2) no reflow 現象

- 類似した用語として no reflow 現象というものがある．no reflow 現象は主として急性心筋梗塞（acute myocardial infarction：AMI）に対する再灌流治療中に生じる．広義の no reflow（angiographic no reflow）は末梢塞栓によるものである．狭義の no reflow 現象とは，①冠動脈閉塞による血管内皮細胞の障害，組織浮腫，血小板凝集，②再灌流に伴う活性酸素による障害や白血球の集積などが考えられる．

3) structural no reflow，functional no reflow

- 冠動脈造影における造影遅延（slow flow）や途絶（no flow）を認めないものもある．病態生理上は① structural no reflow と② functional no reflow に分けられる．
- ① structural no reflow は長時間の虚血により心筋壊死を生じ，内皮細胞の浮腫により血管内腔が狭小化し微小血管の閉塞を生じることとされ，多くは不可逆的とされている．
- ② functional no reflow では微小血管の障害は，スパスム，微小塞栓，好中球の集積や血小

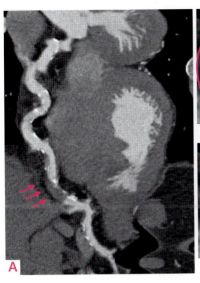
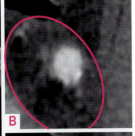
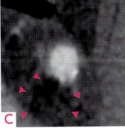

図1 冠動脈 CT における attenuated plaque

A：右冠動脈後下行枝の冠動脈 CT 像．矢印の部位に soft plaque を認める．
B：病変部における血管短軸像．赤線で冠動脈を示した．
C：病変部における attenuated plaque を疑う像（矢頭）．

板の活性化を伴った再灌流障害によるとされており，程度により可逆的である．
- 実際に AMI で患者が搬送された場合，心筋ダメージを最小限にするために可能な限り door to needle time を短くするシステム構築が必要である（① structural no reflow と ② functional no reflow 両方に関与）．
- PCI が始まってからは ② functional no reflow を最小限にする工夫が必要である．

b 予知法

- slow flow/no flow は PCI 施行例の 0.6〜3.1％に認められる．待機的 PCI の場合，術前に冠動脈 CT を行うことによりある程度の予測は可能である．

1）冠動脈 CT における予知法

- 冠動脈 CT 上 slow flow/no flow を生じやすいプラークは，CT 値の低いプラークとして描出される．画像上の特徴として，positive vascular remodeling，attenuated plaque があげられる[2]．positive vascular remodeling とは病変部（lesion）の血管径が病変近位部の対照（reference）部位よりも 10％以上拡大していることである．
- リモデリング🖉の評価は短軸・長軸像の両方を用い，remodeling index（lesion diameter/reference diameter）として算出される．
- 冠動脈 CT 上のプラークは，CT 値により低い順に soft plaque，fibrous plaque，calcified plaque の 3 つに分けられる．さらに soft plaque の中で脂質性プラークを示唆する CT 値の低いプラークが attenuated plaque とされている．attenuated plaque とその長軸方向の長さが slow flow と関係があるとされている[3]（図1）．

- リモデリング（remodeling）　動脈硬化の進展とともに血管外径が拡大し，血管内腔を確保しようとする反応．

F. slow flow/no flow

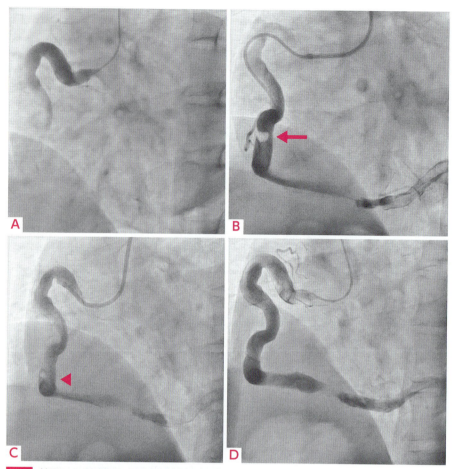

図2 拡張した冠動脈に血栓性閉塞を認めた症例

A：初回冠動脈造影．拡張した右冠動脈と造影遅延（TIMI 分類 grade 1）を認める．
B：#1 から #2 にかけて血栓吸引後，GuideLiner を #2 に留置し造影を行った．巨大浮遊血栓を認める（矢印）．
C：複数回の血栓吸引やバルーン拡張後の最終造影．血栓は残存しているもののサイズは縮小した（矢頭）．
D：2 週間後の造影では #2 の血栓は完全に消失している．

2）冠動脈造影による予知法

- 冠動脈造影における slow flow/no flow の予測因子として，①5 mm 以上の血栓を疑う像，②近位部病変，③浮遊血栓，④閉塞遠位部における造影剤の残存，⑤4 mm 以上の対照血管径，⑥閉塞近位部 3ヵ所以上の血栓像，があげられている[4]（図2）．また，静脈バイパスグラフト狭窄・閉塞は血栓性病変が多いとされている．
- これらの病変に関しては slow flow/no flow を生じる可能性を考え，IVUS/ 光干渉断層法（OCT）による確認を行うことや，血栓への対策（末梢保護デバイス，血栓吸引，ニトロプルシド冠注など）をあらかじめ準備しておく必要がある．

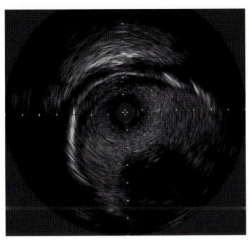

図3 脂質プールを疑う IVUS 像
拡張した血管（血管径 9 mm）と soft plaque および脂質プール像を認める．

3）IVUS による予知法

- 日本では諸外国と比べ PCI 時に IVUS を用いることが多い．IVUS は血管径や病変長だけではなくプラーク性状もある程度判断することが可能で，slow flow/no flow の予知に有用である．
- 従来はプラーク性状を soft，fibrous，calcified，mixed と 4 種類に分類した．
- 血栓は IVUS 上比較的低輝度であるが，一部に高輝点を有し血管内で遊離しており，安定プラークとは性状が異なる．
- プラークの破裂像，脂質プール像，高度石灰化を伴わない後方超音波減衰像（attenuated plaque）は slow flow/no flow の予測因子とされている[5,6]（図3）．
- Philips 社の Virtual Histology はプラークの組織性状を fibrous，fibro-fatty，dense calcium，necrotic core の 4 成分に分類してカラーマッピングできる．
- attenuated plaque と ulcerated plaque が slow flow に関与するとされている[7]．OCT を用いた研究では，plaque rupture 像が slow flow/no flow と関与するとされている．病理学的にも plaque rupture により血栓が生じ，急性冠症候群を発症するとされていることと一致している．

LEVEL UP のためのアドバイス

- slow flow/no flow は AMI，静脈バイパスグラフト，拡張した血管で生じやすいため，冠動脈 CT，冠動脈造影，IVUS などの情報を総合的に判断する必要がある．
- PCI 中はバルーン拡張やステント留置を行う前に IVUS でプラーク性状を確認するのが望ましい．

F. slow flow/no flow

文　献

1) Resnic FS et al：No-reflow is an independent predictor of death and myocardial infarction after percutaneous coronary intervention. Am Heart J **145**：42-46, 2003
2) Motoyama S et al：Computed tomographic angiography characteristics of atherosclerotic plaques subsequently resulting in acute coronary syndrome. J Am Coll Cardiol **54**：49-57, 2009
3) Harigaya H et al：Prediction of the no-reflow phenomenon during percutaneous coronary intervention using coronary computed tomography angiography. Heart Vessels **26**：363-369, 2011
4) Yip HK et al：Angiographic morphologic features of infarct-related arteries and timely reperfusion in acute myocardial infarction: Predictors of slow-flow and no-reflow phenomenon. Chest **122**：1322-1332, 2002
5) Watanabe T et al：Prediction of no-reflow phenomenon after successful percutaneous coronary intervention in patients with acute myocardial infarction: Intravascular ultrasound findings. Circ J **67**：667-671, 2003
6) Jia R et al：Impact of attenuated plaques on TIMI grade flow and clinical outcomes of coronary artery disease patients: A systematic review and meta analysis. J Thorac Dis **8**：527-536, 2016
7) Amano H et al：Virtual histology intravascular ultrasound analysis of attenuated plaque and ulcerated plaque detected by gray scale intravascular ultrasound and the relation between the plaque composition and slow flow/no reflow phenomenon during percutaneous coronary intervention. J Interv Cardiol **26**：295-301, 2013

F slow flow/no flow

2 予防法

Essence

- attenuated plaque とは IVUS 上，明らかな石灰化を伴わないにもかかわらず，超音波の著明な減衰を生じる low から mixed エコー像を示すプラークである．
- 冠動脈 CT や IVUS で attenuated plaque が疑われた場合，積極的な冠危険因子の改善が必要である．
- 大量血栓が疑われる急性心筋梗塞症例では，血栓吸引療法使用を試みる．

a attenuated plaque に対する PCI 時の slow flow/no flow の予防法

- PCI 前の冠動脈 CT や IVUS で attenuated plaque を認めた場合，待機的 PCI 患者においては積極的な冠危険因子の改善が必要と考えられる．冠動脈疾患患者においてスタチンを 8 ヵ月間投与し，投与前後で IVUS を行った研究では，投与後に fibrofatty plaque が減少したと報告されている[1]．特に脂質に関しては LDL- コレステロールを 70 mg/dL 以下にするのが理想的である．
- attenuated plaque に対するバルーン拡張やステント留置時にプラーク内容物が飛散し，末梢塞栓が生じるために slow flow/no flow が生じると考えられている．したがって，末梢塞栓を防止するために病変遠位部に一時的に留置する末梢保護デバイスが開発された．
- 末梢保護デバイスの有効性に関して，静脈バイパスグラフトについてはいくつかのエビデンスがある[2-4]．一方，ST 上昇型急性心筋梗塞を対象にした試験では，その有効性は証明されていない[5]．また，遠位部閉塞型のバルーンと吸引デバイスを用いた EMERALD 試験では，遠位部保護を行ったグループにおいて，心筋シンチグラフィの梗塞サイズがコントロール群に比し大きい傾向にあった．これは遠位部保護を行っている間に塞栓子により冠動脈血流の低下を生じること，それに伴い再灌流障害が増える可能性があることや不可逆的な微小循環障害を生じるためではないかとされている．
- 遠位部保護デバイスを用いる場合，逆に血栓を増やしてしまう可能性があるため，手技中は活性凝固時間（ACT）を 300 秒以上に保つことや，冠動脈血流を遮断している時間をできるだけ短くすることが重要である．利点・欠点を十分理解したうえで，ポジティブリモデ

- attenuated plaque　病理学的には，脂質プールや壊死性コアから形成されていることが多い．末梢塞栓を生じやすく PCI 時に高率に slow flow を生じる．
- 脂質プール（lipid pool）　プラーク内の脂質の塊．IVUS では低エコー輝度の塊として認められる．
- 壊死性コア（necrotic core）　細胞の壊死組織やコレステロール cleft などからなる線維アテローマの一部分．

F. slow flow/no flow

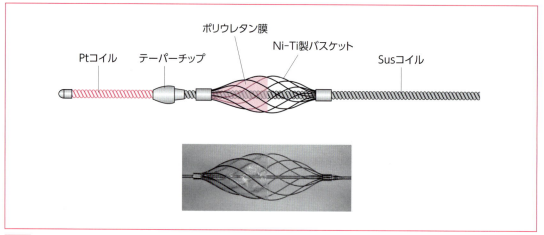

図1 FILTRAPの構造

リング🖉を伴い attenuated plaque を多く認める症例などに関して使用することは有効と考えられる．

- 末梢保護デバイスは，フィルタ状の血流非閉塞型デバイス（FILTRAP，図1）と，バルーン状の閉塞型デバイスに分けられるが，現在バルーン状の閉塞型デバイスは冠動脈では使用できない．
- フィルタを使用する際には，下記の点に注意する必要がある．
  ① フィルタによる血栓形成を防ぐため術中の ACT は 300 秒以上にする．
  ② フィルタの留置部位はバルーンやステント挿入時に邪魔にならないような病変遠位部に留置する必要があるが，遠位部の大きな側枝の塞栓症を起こさないように側枝の近位部に留置するのが望ましい．
  ③ フィルタ no reflow という現象（フィルタ自体の根詰まり）を生じる場合があるので，吸引カテーテルで十分に吸引を行っても slow flow/no flow が認められた場合，いたずらに時間を費やして心筋虚血時間を増やすことを避け，フィルタを抜去することを考慮する．
  ④ フィルタを回収用カテーテルに完全に収納すると，塞栓子をかえってフィルタ外にこぼす原因にもなるので，「半収納」で回収する．
  ⑤ フィルタが通過しない場合，いたずらに時間を費やすよりは早期の再灌流を試みることも重要である．

🖉
- ポジティブリモデリング（positive remodeling，陽性リモデリング）　動脈硬化の進展とともに血管外径が拡大し，血管内腔を確保しようとする反応．

HOW TO FILTRAP の使用手順（図2①〜⑦）

① 既存の血栓を除去し，病変長を明らかにするために吸引カテーテルで血栓除去を行う．
② IVUS を行い，フィルタを留置する部位の血管径を明らかにし（適切なサイズの選択），FILTRAP デリバリーシースを病変遠位部まで挿入する．
③ デリバリーシース先端までフィルタを進め，デリバリーシースを引くことによりフィルタを病変遠位部に留置する．
④ デリバリーシースを抜去する．
⑤ バルーン拡張やステント挿入を行う．
⑥ 血栓や塞栓子を吸引カテーテルで吸引する．
⑦ 回収用カテーテル（半収納型）でフィルタを回収する．

b 大量血栓に対する PCI 時の slow flow/no flow の予防法

1）抗血小板療法による予防

a）ST 上昇型急性心筋梗塞

- 日本循環器学会「ST 上昇型急性心筋梗塞の診療に関するガイドライン（2013年改訂版）」ではアスピリン 162〜325 mg の咀嚼服用および，すでに服用されているチエノピリジン系薬の継続投与が必要とされている．チエノピリジン系薬が投与されていない症例では，できるだけ早い段階でクロピドグレル loading dose（300 mg）投与が必要である．プラスグレル loading dose（20 mg）投与でも可能である．
- 発症 12 時間以内の急性心筋梗塞患者における再灌流補助薬として，カルペリチドおよびニコランジルが推奨されている（Class Ⅱa）．

b）待機的 PCI 患者

- PCI 前にアスピリン 81〜162 mg/日を出血のリスクに注意して継続投与する．クロピドグレル未服用患者では，出血リスクに注意して 75 mg/日を内服する．プラスグレル 3.75 mg 投与でも可能である．プラスグレルはアジア人に比較的多いとされるクロピドグレル不応症（CYP2C19代謝不全型）の患者に対しても有効である．
- PCI 施行時にヘパリン（未分画）を ACT 250〜400 秒を目標に投与する．

2）血栓吸引療法による予防

- 血栓吸引療法の有用性に関してはさまざまな報告がある．2008年の報告[6]では，1,071 例の ST 上昇型急性心筋梗塞患者を Conventional-PCI 群（POBA+direct stenting を基本）と Thrombus-aspiration 群（血栓吸引+direct stenting を基本）の 2 群に分けた．Blush スコア 0〜1 は Conventional-PCI 群で 26.3 %，Thrombus-aspiration 群で 17.1 % と改善を認めた．

- Blush（ブラッシュ）スコア　心筋灌流を評価する目的で，冠動脈造影による心筋の染影度を用いた指標．

F. slow flow/no flow

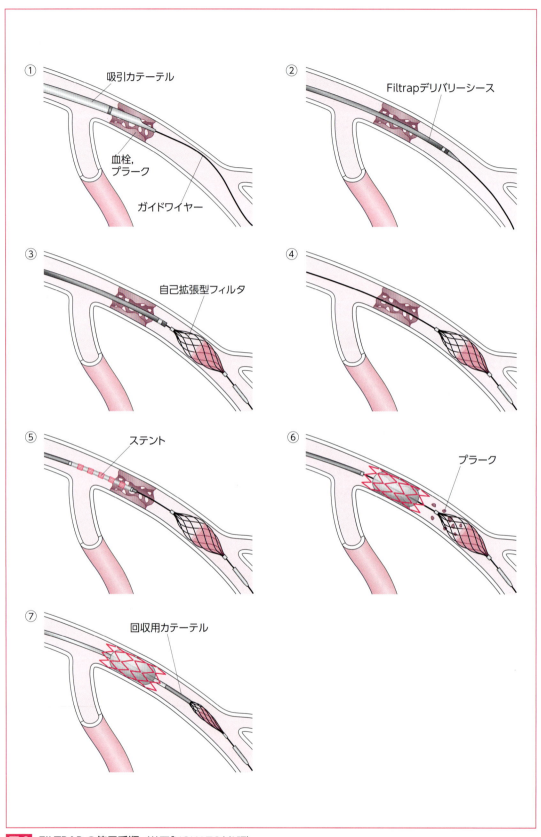

図2 FILTRAP の使用手順（前頁「HOW TO」参照）

表1 血栓吸引カテーテルの種類

	Export Advance	Export	Thrombuster Ⅲ GR		Rebirth Pro2		Eliminate+XL	
適合ガイディングカテーテルサイズ(Fr.)	6	7	6	7	6	7	6	7
付属スタイレット	○	×	○	○	○	○	○	○
遠位部ルーメン内径(mm)	1.09	1.27	1.16	1.36	1.11	1.25	1.00	1.30
近位部ルーメン内径(mm)	1.11	1.27	1.16	1.36	1.11	1.25	1.15	1.35

○：あり，×：なし

- Blushスコア0〜1では死亡率が高く，心血管イベント（死亡＋再梗塞＋標的血管再治療）も高かったと報告されている．同時期に日本で行われたVAMPIRE試験ではBlushスコア3がThrombus-aspiration群で多かったと報告されている[7]．
- 一方，死亡率を見た最近の研究において，ST上昇型急性心筋梗塞患者に対するThrombus-aspiration群とConventional-PCI群との比較では，いずれも血栓吸引療法の有意性は認めなかった[8]．また，血栓量の多い患者群においては血栓吸引療法により心血管死亡は減少したが，脳卒中や一過性脳虚血発作は逆に増加したと報告されている[9]．

3）血栓吸引カテーテルの具体例（表1）

- メーカーによって若干異なるものの，延長チューブ，吸引用シリンジ，吸引血液濾過フィルタなどが付属している．各社とも耐キンク性を高めるとともに，カテーテル先端を滑らかにし，血管損傷やステントに対する引っかかりを減らす工夫がされている．

a) Eliminate+

- テルモ社製の血栓吸引カテーテルである．6 Fr. ガイディング適合のSLとXLおよび7 Fr. ガイディング適合のXLカテーテルがある（図3）．SLはスタイレットが付属しておらず，XLはスタイレットを付属している．

b) Rebirth Pro2

- グッドマン社製の血栓吸引カテーテルである．6 Fr. ガイディング適合のカテーテルと7 Fr. ガイディング適合のカテーテルがある．両者ともにスタイレットが付属している．

c) Export Advance

- Medtronic社製の血栓吸引カテーテルで，6 Fr. ガイディング適合である．スタイレットが付属している．その他7 Fr. ガイディング適合のものも含め3種類のExportシリーズがあるが，いずれもスタイレットは付属していない．

d) Thrombuster Ⅲ

- カネカメディックス社製の血栓吸引カテーテルである．6 Fr. ガイディング適合のカテー

F. slow flow/no flow

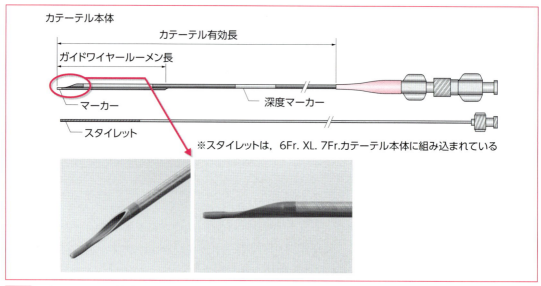

図3 Eliminate+ の構造

（画像提供：テルモ社）

テルと7 Fr. ガイディング適合のカテーテルがある．SLはスタイレットが付属しておらず，GRはスタイレットが付属している．

HOW TO 血栓吸引カテーテルの使用上の注意

① ガイドワイヤーをできるだけ病変末梢まで挿入し，ガイディングカテーテルを安定させる．バックアップを十分にとることができるガイディングカテーテルを使用する．冠動脈入口部でガイディングカテーテルが容易にはずれると，血栓吸引カテーテルを回収するときに血栓を大動脈に放出してしまうことになり，脳卒中や全身塞栓症の原因になる可能性がある．

② 可能であれば末梢保護デバイスを併用する．

③ 病変手前に高度屈曲や石灰化があり，血栓吸引カテーテルが通過しない場合，無理に通過させようとすると冠動脈解離などを生じる可能性があるため注意が必要である．

④ 通過性を優先するのであれば6 Fr. 適合の血栓吸引カテーテルにスタイレットを入れたままで病変手前まで持っていくのがよいと考えられるが，蛇行血管の場合は血管追従性が低下するため病変により工夫が必要である．

⑤ 吸引は病変部手前から行う．病変部を通過しない場合でも病変部の吸引で末梢血流が得られることがあり，血栓量やプラーク量が少ないと判断されれば経皮的古典的バルーン血管形成術（POBA）やステント治療前にあえて病変部を通過させる必要はない．

⑥ POBAやステント挿入後は血栓吸引を行い，フィルタ詰まりや冠動脈血流の低下を防止する．

⑦ 吸引用シリンジは三方活栓を用いれば2つ接続可能であり，多量血栓の場合に有効である．

医療スタッフ必携。南江堂の好評書籍

今日の治療薬2018 解説と便覧

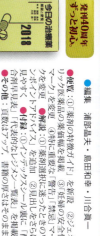

発刊40周年ずっと刷新。

- 編集 浦部晶夫・島田和幸・川合眞一
- 傾向：①薬剤の特徴がわかる「ジェネリック医薬品の薬価等を掲載」を新設、②「妊娠と薬」を変更。
- 解説：①薬剤選択に迷ったときのマーカーを頭に配置、③妊婦の安全性を見やすく「インデックス」を追加。
- 付録：①インデックスを付け、②見出しでさらに見やすく、③ジェネリック医薬品配合剤の見分け一覧、巻末に「見本処方」を掲載
- その他：「代表的なレジメン一覧」を掲載、処方例はアップ、吉岡広実：見返はアップ。

■B6判・1,472頁 2018.1. 定価（本体4,600円＋税）

本日の内科外来

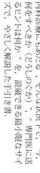

- 編集 山中克郎

"内科外来を担当する"専門領域以外の内科疾患にも対応。"そんな状況下で、何をすべきか、"どうしたらよいか"を十分に解説した"専門医に送るためのインターンは何か"を、"読めるようになる最小限なサイズ"で、やさしく解説した手引き書。

■A5判・336頁 2018.3. 定価（本体4,600円＋税）

抗悪性腫瘍薬コンサルトブック

薬理学的特性に基づく治療 改訂第2版

- 編集 南博信

- 適応、副作用、作用機序、耐性機序、投与スケジュール、それぞれの薬剤の臨床薬理学的特性を、それに基づく臨床使用上のポイントを記載。さらに各がん種における代表的なレジメンを掲載。

■B6変型判・446頁 2017.8. 定価（本体5,000円＋税）

パーソン・センタード・ケアでひらく認知症看護の扉

- 編集 鈴木みずえ・酒井郁子

今日の臨床検査2017-2018 当直医実戦マニュアル

- 監修 櫻林郁之介
- 編集 矢冨裕・廣畑俊成・山田俊幸・石黒厚至

保険収載されている検査を網羅。「主要疾患の検査」では、新たに分類フローチャートを追加。検査を進めるため、新たに「厚生省がフォロー」を追記。検体、検査項目の「解説」で構成。

■B6判・704頁 2017.5. 定価（本体4,800円＋税）

総合診療専門医マニュアル

- 編集 伴信太郎・生坂政臣・橋本正良

- 初期診療で見逃してはならない重大疾患について、症状、症候や、遺絡疾患別の「疑うべき疾患」リスト、「主要疾患スクリプト」、「正しい鑑別へのステップ」から正しい病態へ到達するテクニック、「ジェネラリストが遭遇する全身のだるさ、主要疾患の詰め込みを小児から高齢者まで網羅した。

■B6変型判・546頁 2017.5. 定価（本体6,300円＋税）

チャートでわかる糖尿病治療薬処方のトリセツ

未来を拓くベストチョイス！

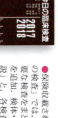

- 著 野見山崇

- 糖尿病の薬物療法について、各薬剤の要点を押さえつつ、合併症・併発疾患の有無や知識に応じて、患者さんの病態や状況に応じた処方のノウハウが学べる実践書。

■A5判・172頁 2017.9. 定価（本体3,200円＋税）

がん薬物療法看護スキルアップ

国立がん研究センターに学ぶ

当直医実戦マニュアル 改訂第5版増補版

- 監修 実戦マニュアル編集委員会
- 編集 亀岡信悟・梅田悦生・瀧口進・瀬下明良

- 今増補版は薬剤に関する情報・ガイドラインすべてを最新のものに更新。入院させるのか、翌日まで様子をみるのか、他院に搬送すべきか、各デバイスすぐに使うか、すぐに対応したノウハウを凝縮させた一冊。

■B6変型判・448頁 2014.4. 定価（本体4,900円＋税）

患者さんにみせながら伝える吸入・点鼻・自己注射薬

- 監修 川合眞一
- 編集 北村正樹

- 吸入、点鼻、自己注射薬に関する最新情報をまとめた。デバイス薬剤に関する服薬指導における全領域の標準的治療にレクチャーを受けているような感覚で読み進められる。各デバイスの服薬手順を共通化し、一目で類似点を学べる一冊。

■A4判・170頁 2017.10. 定価（本体4,800円＋税）

ナースの"困った"にこたえるこちら臨床倫理相談室

患者さんが納得できる最善とは

- 編集 稲葉一人・板井孝壱郎・濱口恵子

- 雑誌「がん看護」での特集を書籍化。法的、倫理学的なそれぞれの領域での翻訳な読者に直接届くようにまとめた。レクチャーを受けているような感覚で読み進められる。

■B5判・240頁 2017.12. 定価（本体3,000円＋税）

看取りケア プラクティス×エビデンス

今日から活かせる72のエッセンス

『糖尿病に関する最新の知識の伝達』を目的に長年広汎な記述を続け、多くの患者さん、ご家族に愛読されてきた好著書。

糖尿病治療の手びき2017
（改訂第57版）

- 編・著　日本糖尿病学会

■B5判・150頁 2017.6. 定価（本体650円+税）

『小児・思春期糖尿病コンセンサス・ガイドライン』の内容をもとに、要点を簡潔な箇条書きとしてまとめた。

小児・思春期1型糖尿病の診療ガイド

- 編・著　日本糖尿病学会・日本小児内分泌学会

■B5判・102頁 2017.6. 定価（本体1,800円+税）

高齢者特有の生理機能の変化や併発疾患など、糖尿病診療において考慮すべき点や臨床上の疑問についてCQ形式で解説。

高齢者糖尿病診療ガイドライン2017

- 編・著　日本老年医学会・日本糖尿病学会

■B5判・194頁 2017.6. 定価（本体3,000円+税）

「専門ではない」けれども「診る機会がある」あなたへ

むかしの頭で診ていませんか？

日常の診療に役立つ、知っておくと便利な各領域の知識をスッキリまとめました。
①各項目の冒頭に結論を掲載　②一般臨床医が遭遇する可能性の高い病態に絞って解説　③「具体的にどうするのか」「なぜ考えかたが変わったのか」など、要点をギュッと凝縮。
※〇〇は専門ではないけれども〇〇を診る機会があるあなたに。

むかしの頭で診ていませんか？ 循環器診療をスッキリまとめました

- 編集　村川裕二

■A5判・248頁 2015.8. 定価（本体3,800円+税）

むかしの頭で診ていませんか？ 血液診療をスッキリまとめました

- 編集　神田善伸

■A5判・210頁 2017.10. 定価（本体3,800円+税）

むかしの頭で診ていませんか？ 呼吸器診療をスッキリまとめました

- 編集　滝澤始

■A5判・230頁 2017.11. 定価（本体3,800円+税）

むかしの頭で診ていませんか？ 糖尿病診療をスッキリまとめました

- 編集　森保道・大西由希子

■A5判・248頁 2017.12. 定価（本体3,800円+税）

患者の何を見て、どのような質問をし、どのタイミングで介入し、その後どう対応するか、ベテラン同士の豊富な話例でリアルに体験できる。

よい質問から広がる緩和ケア

- 著　余宮きのみ

■A5判・240頁 2017.2. 定価（本体3,000円+税）

苦い経験から学ぶ！ 緩和医療ピットフォールファイル

失敗事例を分析することで、臨床に役立つ知識と技能を学ぶことができるケーススタディ集。

緩和医療ピットフォールファイル

- 編集　森田達也・濱口恵子

■B5判・238頁 2017.6. 定価（本体3,500円+税）

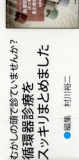

親しみやすい解説と登場のイラストで「痛み」を楽しくマスター。

痛みの考えかた
しくみ・何を・どう効かす

- 著　丸山一男

■A5判・366頁 2014.5. 定価（本体3,200円+税）

誰も教えてくれなかった心筋梗塞とコレステロールとの付き合いかたについて、Q&A形式でやさしく解説。

心筋梗塞とコレステロールの新常識

- 著　伊苅裕二

■A5判・148頁 2018.3. 定価（本体2,800円+税）

多彩な統計解析機能を組み込んだ統計ソフト「EZR」の開発者自身が解説。初心者でもすぐにできる

リアルワールドデータをはじめとするようなデータなのか、解析する際のコツや注意すべきポイントは何か、診療に役立てるためのエッセンスを凝縮。

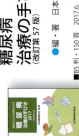

プライマリケア医・非専門医に向け、臨床現場で役立つ呼吸器診療診療の考え方、実践ポイントを凝縮。

検査ができない!? 専門医がいない!?

患者さんからよく尋ねられる内科診療のFAQ

●編 臨床雑誌『内科』2017年9月増大号 (Vol.120 No.3)
2017.11. 定価 (本体 5,500円+税)
■B5判・520頁

実地医家が日ごろの診療で出くわしやすい「患者さんのよくある質問」を集め、その答え方、説明のポイントを解説した"教本集"。単なるコミュニケーションスキルで完結せず、読者が根拠をもって患者さんに説明できるよう、押さえておくべき必要最低限のエビデンスについても解説した。

●著 神田善伸
2014.11. 定価 (本体 3,800円+税)
■B5判・214頁

あなたのプレゼン 誰も聞いてませんよ!
シンプルに伝える魔法のテクニック

●著 渡部欣忍
2014.4. 定価 (本体 3,000円+税)
■A5判・226頁

実践的な研究者長のプレゼン・テクニックをビジュアルに解説。

がん疼痛マネジメント

●編集 余宮きのみ・荒尾晴惠
雑誌「がん看護」2018年1-2月増刊号 (Vol.23 No.2)
定価 (本体 3,300円+税)
■A4変形判・196頁

「がん病でとの疼痛治療、一般の看護師みなさんに対して、どのようなことに注意して看護すればよいのかについてのエッセンスをまとめ、新来や今日的な課題を含めた網羅的な(欲張的な)内容となった。」(「序文」より抜粋)

●著 山下武志
2017.7. 定価 (本体 2,700円+税)
■A5判・140頁

続・あなたのプレゼン 誰も聞いてませんよ!
とことんシンプルに作り込むスライドテクニック

●著 渡部欣忍
2017.10. 定価 (本体 2,800円+税)
■A5判・184頁

『あなプレ』、待望の第2弾!

スライド作成技術の原則から具体的な修正方法までのすべてを解説!多くの実例が演題の紙上再現という形式で紹介されている。

外科手術器具の理論と使用法

●編 臨床雑誌『外科』2017年11月増刊号 (Vol.79 No.12)
定価 (本体 6,500円+税)
■B5判・222頁

総論では各手術器具、手術材料の特性や基本的な仕組み、使用のメリット等を解説。各論では各臓器の手術でどのような器具が選択され、どのような場面で使用されるのが適切なのか、その適応に上手に使うコツなどを手技についても解説した。(「編集にあたって」より抜粋)

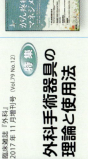

●編集 日本消化器病学会関連研究会
慢性便秘の診断・治療研究会
2017.10. 定価 (本体 2,800円+税)
■B5判・112頁

●著 長尾大志
2018.3. 定価 (本体 3,500円+税)
■A5判・212頁

新・英語抄録・口頭発表・論文作成 虎の巻
忙しい若手ドクターのために

「査読者の目を引く抄録タイトルとは?」「学会発表前の準備は何から手をつける?」……こんな悩みを解決!

●著 上松正朗
2017.3. 定価 (本体 2,500円+税)
■A5判・186頁

高齢者医療ハンドブック
~高齢者医療におけるダイバーシティーへの対応~

●編 臨床雑誌『内科』2018年4月増刊号 (Vol.121 No.4)
定価 (本体 8,000円+税)
■B5判・450頁

高齢者医療には、疾患の重症度のみならず、機能障害や生活問題、提供される医療現場を包括的に評価した上での治療方針が必要である。各疾患の診療に関する項目のみならず、介護やリハビリテーション、緩和ケアなどのテーマも加えた、"高齢者医療の全体像がわかる"特集を目指した。

ご購入・ご注文はお近くの書店まで

〒113-8410 東京都文京区本郷三丁目42-6
(営業) TEL 03-3811-7239 FAX 03-3811-7230

www.nankodo.co.jp

NANKODO 南江堂

定価は消費税率の変更によって変動いたします。
消費税は別途加算されます。

ここが知りたかった 同種・同効薬の違いがわかる！

編集 黒山政一・大谷道輝

■B5判・332頁 2018.1. 定価（本体3,800円＋税）

同種・同効薬の違いを、専門医および専門薬剤師の立場から、具体的なケアの方法論を交えて解説していないかについて、具体的に解説。

続々違いがわかる！ 同種・同効薬

「好評書第3弾。肝炎ウイルス薬、「咳嗽症治療薬」、「SGLT2阻害薬」など、日常業務ですぐに役立つ12薬効群を収載。

■220頁 2018.6. 定価（本体2,500円＋税）

続 違いがわかる！ 同種・同効薬

「違いがわかる〜」で相談しきれなかった項目のうち、使用頻度が高い薬効を補充。

■266頁 2015.3. 定価（本体2,800円＋税）

違いがわかる！ 同種・同効薬 改訂第2版

「好評書第1弾。要望の多かった「オピオイド鎮痛薬」「抗不安薬」の章を新設。

■B5判・266頁 2018.2. 定価（本体3,200円＋税）

ここが知りたかった ■B5判

循環器内科 ゴールデンハンドブック

監修 半田俊之介 伊苅裕二 吉固公一郎
■600頁 2018.4. 定価（本体4,800円＋税）

研修医・若手医師を対象に、診察に携帯的ポイントをコンパクトにまとめた、携帯に便利な新書判。

●循環器内科シニアレベルで必要なバイブル、インターベンション治療を中心に、structural heart diseaseや肺動脈高血圧症の診療に関して項目を充実。

甲状腺・副甲状腺疾患診療 ゴールデンハンドブック

定価（本体2,800円＋税）
2012.11.

神経内科 ゴールデンハンドブック 改訂第2版増補

定価（本体3,500円＋税）
2018.5.

腎臓病診療 ゴールデンハンドブック

定価（本体4,000円＋税）
2009.4.

小児・新生児診療 ゴールデンハンドブック 改訂第2版

定価（本体2,800円＋税）
2015.3.

糖尿病治療・療養指導 ゴールデンハンドブック 改訂第2版

定価（本体4,500円＋税）
2016.5.

感染症診療 ゴールデンハンドブック

定価（本体3,000円＋税）
2013.2.

透析療法 ゴールデンハンドブック

定価（本体2,800円＋税）
2007.7.

リウマチ・膠原病診療 ゴールデンハンドブック

定価（本体3,200円＋税）
2017.11.

内分泌・代謝 ゴールデンハンドブック

定価（本体4,000円＋税）
2017.1.

血液内科 ゴールデンハンドブック 改訂第2版

定価（本体3,800円＋税）
2015.12.

緩和ケア ゴールデンハンドブック 改訂第2版

定価（本体4,600円＋税）
2015.6.

アレルギー診療 ゴールデンハンドブック

定価（本体3,200円＋税）
2013.6.

ここが知りたかった 薬局で気づく疾患シグナル

監修 石橋幸滋 編集 坂口眞弓

■B5判・312頁 2018.2. 定価（本体3,000円＋税）

専門的かつ正しい知識をもって正しいケアを実践する医師・看護師におくる指南書。患者・家族のケアだけでなく医療者自身のケアにも言及した。

見分け方と1つなぎ方

保険薬剤師が来局者の「疾患シグナル」を認識し、適切に対処できるよう、新米薬剤師、症例をひきながら、ベテラン薬剤師、新米薬剤師、患者の会話形式で、情報提供のコツがよくわかる。

■A5判・264頁 2018.3. 定価（本体3,200円＋税）

最新の治療 シリーズ

年々進歩する専門領域の最新情報と治療方針を整理する。

*2018年は、下記の2点がリニューアル。

循環器疾患 最新の治療 2018-2019
神経疾患 最新の治療 2018-2020

*刊行期間はホームページ等でご確認ください。オンラインアクセス権は付いておりません。

■各B5判 定価（本体8,000円＋税）～（本体10,000円＋税）

ここが知りたかった 認知症・パーキンソン病 スーパー処方箋 専門医の処方を解析

■162頁 2014.2. 定価（本体2,800円＋税）

ここが知りたかった OTC医薬品の選び方と勧め方

■318頁 2013.10. 定価（本体3,200円＋税）

ここが知りたかった 緩和ケア（増補版）

■302頁 2016.6. 定価（本体2,900円＋税）

ここが知りたかった 在宅ケアのお薬事情 薬剤師が答える111の疑問

■282頁 2013.9. 定価（本体2,800円＋税）

ここが知りたかった 向精神薬の服薬指導

■238頁 2012.10. 定価（本体3,200円＋税）

ここが知りたかった 腎疾患・透析 最新の治療2017-2019 薬剤師の処方せんから服薬機能を確認するコツ

■182頁 2015.6. 定価（本体2,800円＋税）

"ここが知りたかった"さまざまな疑問に実践的に応えた

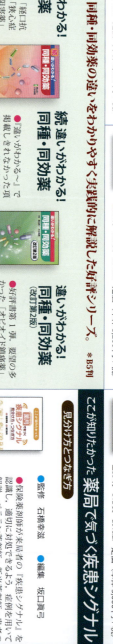

2. 予防法

> **LEVEL UP のためのアドバイス**
>
> - 末梢保護デバイスや血栓吸引デバイスを用いても slow flow/no flow が認められた場合，不整脈や血圧低下などに対応できるように準備する．
> - 徐脈に対しては体外式ペーシング，心室頻拍・心室細動に対してはアミオダロン，ニフェカラント，キシロカイン静注とともに電気的除細動の準備を行う．
> - 血圧低下に対してはノルアドレナリン投与や大動脈内バルーンポンプ（IABP）の使用を検討する必要がある．
> - IABP は血圧補助に加え冠動脈血流増加が期待できるため有効である．
> - 造影上明らかではなくても，冠動脈解離により造影遅延を起こしている可能性もあるので IVUS による評価も重要である．
> - ステント挿入後に血栓吸引を行う場合，ステントエッジに吸引カテーテルが引っかかってしまう場合がある．その場合無理に押さず，一旦吸引カテーテルを少し引いた状態でカテーテルを 90°程度回転させる，もしくはワイヤーにややテンションをかけて吸引カテーテルを血管壁からはずし再挿入を試みるなどの工夫が必要である．

文献

1) Nozue T et al：Statin treatment for coronary artery plaque composition based on intravascular ultrasound radiofrequency data analysis. Am Heart J **163**：191-199, 2012
2) Baim DS et al：Randomized trial of a distal embolic protection device during percutaneous intervention of saphenous vein aorto-coronary bypass grafts. Circulation **105**：1285-1290, 2002
3) Stone GW et al：Randomized comparison of distal protection with a filter-based catheter and a balloon occlusion and aspiration system during percutaneous intervention of diseased saphenous vein aorto-coronary bypass grafts. Circulation **108**：548-553, 2003
4) Moris C et al：Embolic protection devices in saphenous percutaneous intervention. EuroIntervention **5**（Suppl D）：D45-50, 2009
5) Kelbaek H et al：Randomized comparison of distal protection versus conventional treatment in primary percutaneous coronary intervention：The drug elution and distal protection in ST-elevation myocardial infarction（DEDICATION）trial. J Am Coll Cardiol **51**：899-905, 2008
6) Svilaas T et al：Thrombus aspiration during primary percutaneous coronary intervention. N Engl J Med **358**：557-567, 2008
7) Ikari Y et al：Upfront thrombus aspiration in primary coronary intervention for patients with ST-segment elevation acute myocardial infarction：Report of the VAMPIRE（vacuum aspiration thrombus removal）trial. JACC Cardiovasc Interv **1**：424-431, 2008
8) Dominguez AC et al：Meta-analysis of randomized controlled trials comparing percutaneous coronary intervention with aspiration thrombectomy vs. Conventional percutaneous coronary intervention during ST-segment elevation myocardial infarction. Catheter Cardiovasc Interv **87**：1203-1210, 2016
9) Jolly SS et al：Thrombus aspiration in ST-segment-elevation myocardial infarction：An individual patient meta-analysis：Thrombectomy trialists collaboration. Circulation **135**：143-152, 2017

F slow flow/no flow

3 対処術

Essence
- slow flow/no flow は attenuated plaque や大量血栓いずれでも生じうる．各症例に応じて対処する必要がある．
- slow flow/no flow を生じた場合，血栓吸引や末梢保護に固執せず，まずは循環動態の安定を目指す．
- ニコランジル，ニトロプルシドの冠動脈内投与は slow flow/no flow の改善に有効である．

a PCI 前の対処術

- 抗血小板療法，冠危険因子のコントロールを行う．冠動脈 CT での評価を行う．急性冠症候群(acute coronary syndrome：ACS)例ではヘパリンによる抗凝固療法を行う．

b PCI 中の対処術

- 術中はヘパリンを投与し活性凝固時間(ACT)を 250〜400 秒に保つ．attenuated plaque や大量血栓を認めた場合は，末梢保護デバイスや血栓吸引カテーテルの使用を考慮する．slow flow/no flow を生じた場合，血圧低下や不整脈の出現に対応できるよう迅速に準備を行う．最終造影でも TIMI 分類 grade 3(末梢まで正常に造影)が得られない場合，ニコランジルの持続投与や大動脈内バルーンポンプ(IABP)の使用も検討する．slow flow/no flow 時の薬物療法について以下に述べる．

1) ニコランジルの作用と効果

- ニトロ化合物に共通の作用を表すが，血圧低下作用は少なく ACS 患者にも比較的安全に使用できる．注射薬の保険適用は不安定狭心症および急性心不全である．
  ① **全身の動静脈および太い冠動脈拡張作用**：分子内から一酸化窒素(NO)を遊離し，これが血管細胞内のグアニル酸シクラーゼを活性化し，細胞内 cyclic GMP(cGMP)を増量して血管平滑筋の弛緩を起こす．
  ② **細い冠動脈拡張作用**：ATP 依存性 K^+ チャネル開口作用により細い冠動脈(抵抗血管)をも拡張させる．
- ニコランジルの ACS に対する効果の報告としては，ST 上昇型急性心筋梗塞患者に対しニコランジルおよびプラセボを術前に投与し平均 2.4 年観察した研究がある．ニコランジル投与群で Corrected TIMI frame count が改善し，心血管死が改善，心不全入院が低下したと報告されている[1]．投与方法や投与量に関してはいくつかの報告があるが，経静脈投与(術

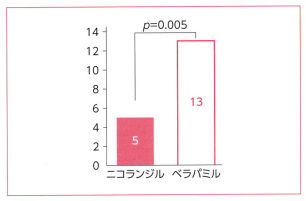

図1 ロータブレーター症例におけるニコランジルの slow flow/no flow 改善効果

ベラパミルに比し，ニコランジル投与により slow flow/no flow は減少した．

(Matsuo H et al：Am Heart J **154**：994 e1-6, 2007 より引用)

前に 12 mg を血圧や体重により 20〜30 分で投与），冠動脈内投与（1〜2 mg をバルーン拡張前後に投与），経静脈投与と冠動脈内投与の併用がある．いずれの方法も効果が認められているが，最良の投与量や投与時間に関しては明らかではない．またマイクロカテーテルで超選択的に冠動脈内投与すると心室細動をきたすことになるので注意を要する．

- 筆者の施設では，術前のルーチンでの使用は行わず，slow flow/no flow を認めた症例に対して冠動脈内投与を行い，最終造影でも TIMI 分類 grade 3 を得られなければ，術後の経静脈投与も行っている．冠動脈投与の方法としてはガイディングカテーテルから投与するのが簡便ではあるが，特に左冠動脈の場合，slow flow/no flow を認めている血管（病変）よりも病変以外の血管に流れる可能性がある．そのため病変部までマイクロカテーテルを挿入し，選択的に投与するほうが望ましい．
- また，ロータブレーター症例に対してニコランジルとベラパミルの slow flow/no flow 抑制効果を見た報告では，ニコランジル群で 5%，ベラパミル群で 13% と，有意にニコランジル群で少ないと報告されている（図 1）[2]．

2）ニトロプルシドの作用と効果

- ニトロプルシドは降圧療法に使用されている．ニトロプルシドの降圧作用は直接血管平滑筋を弛緩させることで得られ，容量血管と抵抗血管の両方に作用する．血管平滑筋弛緩の機序は，ニトロプルシドより遊離した一酸化窒素（NO）が cGMP の生合成酵素であるグアニル酸シクラーゼを活性化させて cGMP を産生し，これが筋小胞体の Ca^{2+} ポンプを活性化して細胞内の Ca^{2+} 濃度を低下させていると考えられている．
- ニトロプルシドの slow flow/no flow に対する有効性は 2001 年に報告されている．ニトロプルシドの投与量は 1 回 50〜200 μg を冠動脈内投与する（複数回投与が必要な場合もある）．
- PCI 中に slow flow/no flow を認めた 49 例の急性心筋梗塞患者をニトロプルシド投与群 25

F. slow flow/no flow

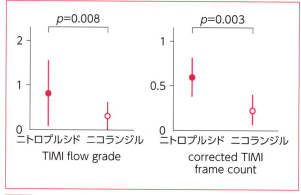

図2 ニトロプルシドの TIMI flow grade, corrected TIMI frame count 改善効果

急性心筋梗塞例における TIMI flow grade(左)および corrected TIMI frame count(右). いずれもニトロプルシドで有意に改善している.

(Kobatake R et al：Heart Vessels **26**：379-384, 2011 より引用)

例とニコランジル投与群 24 例に分けて TIMI flow grade, corrected TIMI frame count を見た研究では, ニコランジル群に比しニトロプルシド群のほうが有意に改善を認めたと報告されている(1年後の主要血管イベントには有意差なし)(**図 2**)[3].

C PCI 後の対処術

- 最終造影でも TIMI 分類 grade 3 が得られない場合, 術後の心不全, 再梗塞, 不整脈などのリスクが高くなるため厳重な管理を要する.

LEVEL UP のためのアドバイス

- slow flow/no flow 時も慌てずに昇圧剤や IABP などで冠血流を維持する必要がある. そのうえで血栓吸引およびニコランジルなどの経静脈もしくは冠動脈内投与を行う. 多くの例は数分で改善する.

文献

1) Ishii H et al：Impact of a single intravenous administration of nicorandil before reperfusion in patients with ST-segment-elevation myocardial infarction. Circulation **112**：1284-1288, 2005
2) Matsuo H et al：Prevention of no-reflow/slow-flow phenomenon during rotational atherectomy--a prospective randomized study comparing intracoronary continuous infusion of verapamil and nicorandil. Am Heart J **154**：994 e1-6, 2007
3) Kobatake R et al：Comparison of the effects of nitroprusside versus nicorandil on the slow/no-reflow phenomenon during coronary interventions for acute myocardial infarction. Heart Vessels **26**：379-384, 2011

G ステント脱落

1 発生機序と予防法

> **Essence**
> - 最近のステントは高度の脱落防止策が講じられているが，ベアマウントされているために脱落の危険性はある．
> - ダイレクトステントが困難な場合には，十分な前拡張を行うべきである．

- ステントは，ステントデリバリーシステム🖉であるバルーンカテーテルのバルーン上にマウント🖉されているだけである（ベアマウント）ので，脱落するリスクは絶えず存在する．
- ただ，現在では，ステントをマウントする技術が著しく向上しており，注意深く使用すればまず脱落することはない．つまり，改良されたバルーン近位側のピロー（図1）により，バルーン後方への脱落リスクを減らし，ステント回収時にガイディングカテーテル入口部との干渉リスクも軽減している．さらに，ステントをバルーンにマウントする際に加熱処理を行うことにより，バルーン素材でステントをしっかり固定している．

a 発生機序

- ステントは，デリバリーシステムの後方に脱落する場合と前方に脱落する場合がある．

1) 後方に脱落する場合

- 高度狭窄，特に石灰化を含む狭窄に無理にステントを挿入しようとすると，病変とステントが大きく干渉するために，いかにピローで後方脱落を予防しているステントでも，後方へずれる可能性がある．また，すでに留置した近位部のステント越しに遠位部にステントを運ぶ際にも，近位部ステントに干渉し，後方への脱落の危険がある．

2) 前方に脱落する場合

- ステントが留置できずガイディングカテーテル内に回収する際に生じやすい．特に，冠動

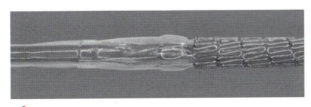

図1　ステントデリバリーシステム近位側のピロー
バルーン後方への脱落リスクとステント回収時のガイディングカテーテル入口部との干渉リスクを軽減している．図右側がバルーン先端である．

🖉
- **ステントデリバリーシステム（stent delivery system）**　ステントを乗せたバルーンカテーテルのこと．
- **マウント（mount）**　ステントをバルーンに装着すること．

G. ステント脱落

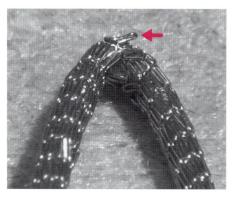

図2 ストラットが浮き上がったステント

ステントを極端に屈曲すると，いかに強力にマウントされたステントでもストラットの一部が浮き上がる(矢印)．たとえば，回旋枝近位部の高度狭窄に無理に挿入を試みたときに，システムの遠位端が狭窄部で固定され，ステントの中央部が前下行枝方向に逸脱しようとする動きを呈するが，このときにはステントが極端に曲げられることとなり，ストラットがバルーンより浮き上がる可能性がある．

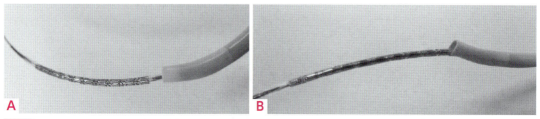

図3 ステントをガイディングカテーテル内へ回収するときの留意点
ガイディングカテーテルと冠動脈入口部の同軸性を保ちながら回収することが大事である(A)．Bのように同軸性がないと，ステントストラットがガイディングカテーテル入口部に干渉しやすい．

脈とガイディングカテーテルの同軸性が失われている場合や，高度狭窄に対し何度も留置を試みてステントのマウント力が失われ，さらにステントストラットが浮き上がっている(図2)場合には，デリバリーシステムを引き戻す際にガイディングカテーテル入口部でステントストラットが干渉するためにステントをガイディング収容できなくなる．このときに無理に回収を試みると，ステントを冠動脈内に脱落させることとなる．

b 予防法

- 高度狭窄にダイレクトステント✎で留置を試みた際に，病変通過に少しでも抵抗があれば，留置を諦めて前拡張をすべきである．これは，ステント脱落を防ぐだけでなく，硬い病変に無理にステントを持ち込むとステント拡張不良となる可能性があるからである．前拡張をしていても，ステント挿入困難時には，もう一度，十分な前拡張を試みるべきである．また，ステント留置前のIVUSにて，ダイレクトステントが適応されるかの画像判断が重要である．そもそもIVUSが通過しない病変に対してダイレクトステントを試みることは避けたほうがよい．
- ステントをガイディングカテーテル内に引き戻す際には，ガイディングカテーテルと冠動脈入口部の同軸性を保ち，ステントストラットとガイディングカテーテルが干渉していないことを確認する必要がある(図3)．

- ダイレクトステント(direct stent) 前拡張せずにステントを直接留置すること．

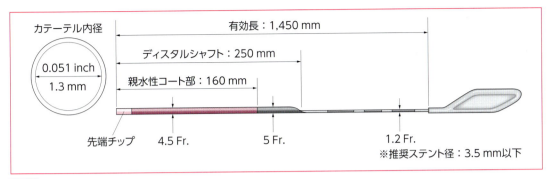

図4 GUIDEPLUS

モノレール型の子カテであるので，操作が簡便である．かつ小口径できわめて柔軟であり，ステント遠位部への挿入が容易である．

- 留置したステントの遠位部にさらにステントを追加する際には，そのステント挿入時に近位部ステントと干渉し脱落する場合がある．ステント同士が干渉することを防ぐには，ステントは基本，遠位部から近位部に向かって縦に留置することが肝要である．近位部からのステント留置が必要な場合には，その遠位部へステントを持ち込む際に，ステント同士の干渉に留意し，少しでも干渉しているようなら，GUIDEPLUS（ニプロ社製）（図4）を使用してステントを持ち込むことを勧める．

HOW TO ステント同士の干渉回避方法

ステントは遠位部から留置するのが原則であるが，近位部にステントを留置した後に遠位部に新たにステントを留置しなければならなくなる局面は時としてありうる．この場合に，近位部ステントの後拡張は十分に図るべきであるが，それでもステント同士が干渉する場合には，無理に挿入を試みないで，子カテを利用すべきである．特に，GUIDEPLUSはモノレール型であり，かつ小口径で柔軟であるので，操作が簡便でステント遠位部への挿入が容易である．GUIDEPLUSがステント内を通過すれば，遠位部へ留置するステントは近位部のステントとまったく干渉しないので，ステントを脱落させるリスクはない．

ステントストラットを抜いて，ステントを遠位部へ挿入する場合にも，ステント同士が干渉しやすいが，GUIDEPLUSはステントストラットを容易に通過するので，ステントストラットを抜いて側枝にステントを挿入する場合にも使用可能である（図5）．

G. ステント脱落

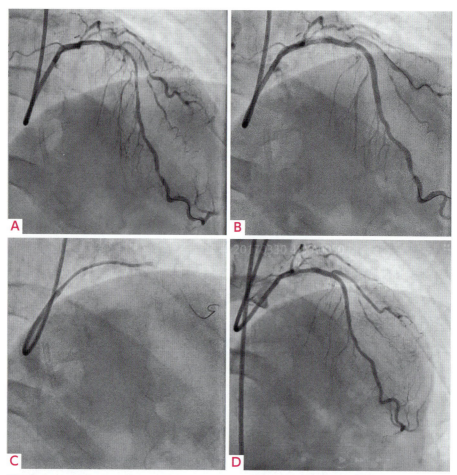

図5 GUIDEPLUS を利用してストラット越しにステントを留置した症例

前下行枝病変に対し（A）ステント留置後に，対角枝が狭窄したため，経皮的古典的バルーン血管形成術（POBA）をするも解離を生じ（B），ステント留置せざるを得なくなった．前下行枝のステント越しに対角枝にステントを持ち込めなかったため，ストラットを越えて対角枝内まで GUIDEPLUS を持ち込んだ後（C），対角枝へのステント留置が可能となった（D）．

LEVEL UP のためのアドバイス

- ステント留置のための前拡張は十分に行う．
- ダイレクトステントが可能かの判断に IVUS が有用である．
- ステント遠位部へのステント留置時には GUIDEPLUS を利用する．

G ステント脱落

2 対処術

> **Essence**
> - スネアによる回収術の習得は必須である．
> - 大動脈基部でのステント回収作業は避ける．
> - 回収作業が必要かの判断が大事である．

- 最近のステントは耐脱落性能が向上しており，めったに脱落しないので，脱落したときに慌てることが多いが，ステントが脱落しただけで血行動態が破綻することはないので，まず冷静になることが大事である．
- ステントを目的病変へ到達できずに，ガイディングカテーテルに引き戻すときに抵抗があれば，ガイディングカテーテル内への回収を中断し，システムごと体外へ回収する選択肢も考慮すべきである．この際にはガイドワイヤーの抜去も必要となるが，もしガイドワイヤーの抜去が許されない状況であれば，そのまま目的病変近位部に展開留置することも，回収作業に入る前に一考してみる必要がある．
- ステントがガイディングカテーテルに収容できれば回収作業は簡単であるが，仮に収容できない場合には，大動脈基部で回収作業をすると再脱落して脳血管に迷入する可能性があるので，回収作業は決して大動脈基部で行わないことが大事である．ガイディングカテーテルへの収容が困難であれば，システム全体をまず末梢の動脈へ移動してから，回収作業を継続する．
- ステント回収作業に入る前に，そもそもステントの回収が必要か，ステントの回収のリスクはどの程度かの判断が必要である．つまり，回収しないで冠動脈内の目的部位以外に留置するという選択肢がないかの判断である．通常使用されるステントは薬剤溶出ステント(DES) であり，目的の病変以外の動脈硬化性変化の乏しい部位であれば，再狭窄率はきわめて低いと考えられるので，目的部位以外のステント留置のリスクとステント回収のリスクを，回収作業に入る前に十分考えることが重要である．
- たとえば，ステントが完全に脱落した場合にも，ワイヤーが抜けていなければ，新たなバルーンカテーテルをステント内に挿入して拡張は可能であるし，仮にワイヤーが抜けていてもステントの横を通り遠位部までワイヤーを挿入できれば，ステントを潰すことにはなるが，バルーンでステントを冠動脈壁に圧着することで対処可能である．

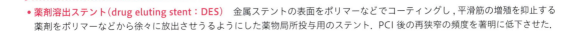

- **薬剤溶出ステント(drug eluting stent：DES)** 金属ステントの表面をポリマーなどでコーティングし，平滑筋の増殖を抑止する薬剤をポリマーなどから徐々に放出させうるようにした薬物局所投与用のステント．PCI 後の再狭窄の頻度を著明に低下させた．

G. ステント脱落

a 冠動脈における脱落ステントの回収方法

- ステントを回収する方法として，①小口径のバルーンカテーテルを用いる方法，②スネアを用いる方法，③ガイドワイヤーを用いる方法(Two Wire 法)がある．

1) 小口径のバルーンカテーテルを用いる方法(図1)

- ステントがあまり傷んでいなくて，かつワイヤーから脱落していなければ，小口径(1.5 mm)のバルーンカテーテルをステント内に差し込み，バルーンを開大することによりバルーンでステントを捕捉可能となる．
- 理論上はガイディングカテーテル内に収容できるが，ガイディングカテーテル内に収容できない場合には，末梢動脈にまでガイディングカテーテルを含むシステムごと引き戻し，その部位でステントを脱落させ，あらためてスネアで確保し回収する．

2) スネアを用いる方法

- スネアを用いる回収は確実である．
- スネアにはグースネックスネア(図2)と EN Snare(図3)があり，グースネックスネアの場合には，ステントがワイヤーに乗っていればステント捕捉が容易である．

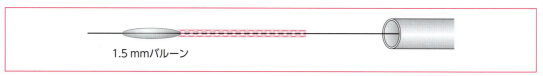

図1 小口径のバルーンカテーテルを用いて脱落ステントを回収する方法

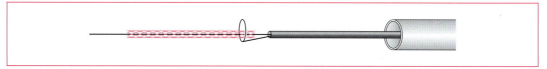

図2 アンプラッツグースネックスネア

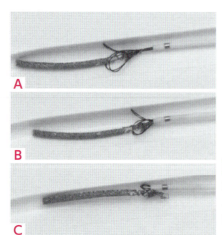

図3 EN Snare
操作方法はグースネックスネアとほぼ同様であるが，先端に3つのループがあり，ステントがワイヤーから脱落しているような場合でも，捕捉が可能である．先端のループを開いた状態でステントに近づき(A)，ループでステントを包み込むように捕捉する(B, C)．

2. 対処術

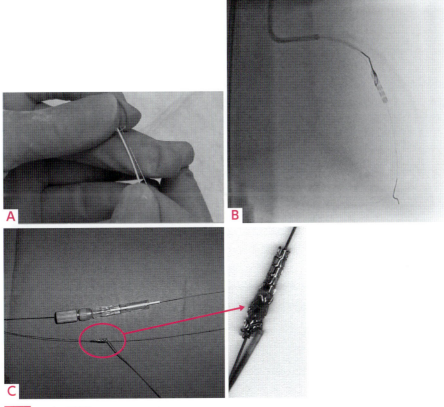

図4 スネア手技
A：スネアの挿入．
B：ステントの捕捉（HERATROID を用いた捕捉時の透視画像）．
C：グースネックスネアで捕捉し，体外に回収されたステント．

HOW TO　グースネックスネアの使用方法（図4）

① スネアをスネアカテーテルに装着した状態で，スネア先端のループをガイドワイヤーの近位端より挿入し，モノレールカテーテルを挿入する要領で，冠動脈内へ持ち込む（図4A）．

② スネアループがステントに到達したところで，投げ縄の要領で，ステントを捕捉する（図4B）．この際，ステントの近位端で捕捉したほうが，ステントをガイディングカテーテル内まで持ち込める可能性が高い．

③ 捕捉後は，スネアを強く引きながらスネアカテーテルの近位端でトルカーを用いてスネアを固定する．このときにスネアループが緩みやすいので，スネアワイヤーを持続的に強く引きながら固定することが肝要である．

④ 捕捉できればそのままガイディングカテーテル内へ収容すれば，体外へ回収できるが（図4C），無理なことが多く，システムごと末梢動脈まで移動し次の回収手技に移行する．

G. ステント脱落

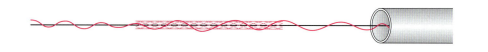

図5 Two Wire 法

ステントを越えて，2本のワイヤーを挿入した後，近位端にトルカーを装着し，トルカーを回転することによりワイヤーにねじれを生じさせてステントを絡め取る．

3）ガイドワイヤーを用いる方法（Two Wire 法）
- 2本のガイドワイヤーを用いてステントを絡め取る方法である．

HOW TO　Two Wire 法（図5）

2本のガイドワイヤーは，それぞれステント内外の別のルートを通ることが望ましいし，1本は本管，他方は側枝にワイヤー先端が入るように配置するほうが絡め取りやすい．
① 2本のワイヤーを挿入した後，2本のワイヤーの近位端をまとめてトルカーを装着し，トルカーを回転することにより，ワイヤーにねじれを生じさせる．
② ねじれは，近位部より遠位部に伝達されるので，ステントにワイヤーが絡むには相当の時間を要する．
③ 透視にてこれを確認後，ガイディングカテーテル内に収容を試みる．
※本法を小内径の冠動脈内で施行すると，冠動脈壁損傷を招来することがあるので，本法の適応は慎重に検討する必要がある．

b 末梢動脈における脱落ステントの回収方法

- バルーンやスネアを用いてステントを捕捉できても，往々にしてガイディングカテーテル内への収容は困難であることが多い．このような場合には，シース内径はガイディングカテーテルより太いので，システム全体を末梢まで引き戻しシース内への収容を試みる．
- ステントの破損が大きくシース内への回収も困難な場合には，シースの先端部分を切開した花弁シース（図6）を利用して回収を試みる．ガイディングカテーテルの先端を花弁状に切り開いても同様な作業が可能となる（図7）．

c 自作スネア

- 脱落ステントの回収など，異物回収は頻繁にあることではないので，カテーテル室に欠品しているような場合にはスネアを自作せねばならない状況もある．
- ここでは，末梢動脈で使用できる自作スネア（図8）と，角辻先生考案の Sumi2 g スネア（図9）を紹介する．

2. 対処術

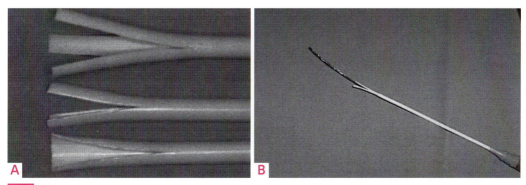

図6 花弁シース
シース先端をハサミで切り開き花弁状にすると(A)，破壊され塊状になったステントも，花弁に包み込むようにして体外に回収可能である(B)．橈骨動脈アプローチでは6 Fr.のシースを使用するが，この場合には，6 Fr.のシースを通して4 Fr.のシース先端を花弁状に切開して挿入すると，橈骨動脈内において花弁が開くので，血管壁を損傷することなく，ステントを体外に回収可能である．

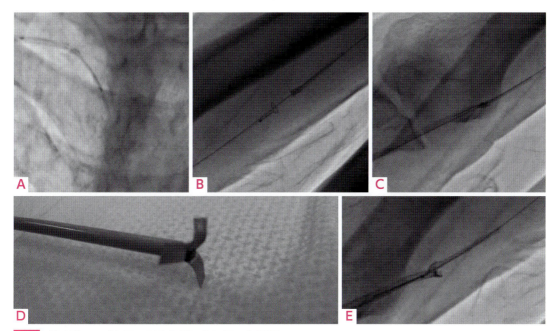

図7 ガイディングカテーテルを用いたステント回収
前下行枝の高度狭窄に対してステント挿入できず，ステントを回収しようとしたところ，ステント近位部のストラットのフレアのためにガイディングカテーテル内に回収ができず(A)，橈骨動脈まで引き戻し取り出そうとしたが(B)，シース内にも入らず(C)，橈骨動脈内で先端を花弁状に切開したガイディングシース(D)を用いることによりステントを包み込むようにして，ガイディングカテーテルとともにシース内に収容し(E)，体外に回収することができた．

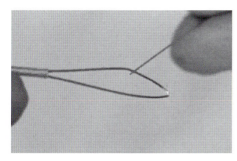

図8 自作スネア
診断カテーテルに，0.014 inchワイヤーを二つ折りにして，先端ループに図のように少し角度をつけると，簡易スネアを自作できる．使用法は，グースネックスネアに準じる．サイズが大きいので大動脈内や腸骨動脈内に使用は限定される．

89

G. ステント脱落

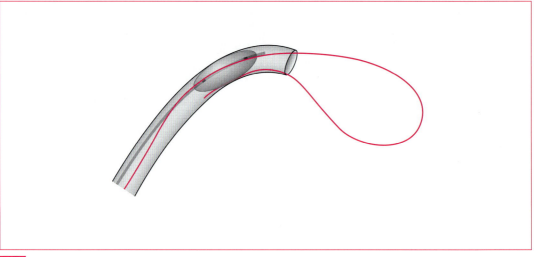

図9 Sumi 2 g スネア
図のようにガイディングカテーテル先端においてガイドワイヤーを反転し，ワイヤー先端をバルーンでガイディングカテーテル内に固定する．ガイドワイヤーを引くことにより，ループを絞めて異物を捕捉することが可能である．大きなループを利用できるので，完全閉塞病変時の PCI において，逆行性アプローチにより大動脈まで出たワイヤーを捕捉するときにも使用できる．

LEVEL UP のためのアドバイス

- 心臓カテーテル治療時においては，だれしも手技に関連するトラブルをいつかは経験する．その際に，適切な処置方法を知っていれば，落ち着いて事態の収拾を図ることができる．
- 迅速かつ確実に対処するには，方法論を熟知しているのみでは不足で，日ごろからの実技の訓練が大切である．
- ベンチでのデバイスのサンプルを使ってイメージトレーニングするのも 1 つの方法であるが，できれば実際に近いように，HEARTROID のようなシミュレーターを使用して，さらに透視を用いた臨場感のある訓練が理想であろう．

H 穿刺部合併症

1 仮性動脈瘤・動静脈瘻

> **Essence**
> - 仮性動脈瘤は，不適切な穿刺部位，不十分な圧迫に起因することが多い．圧迫療法，経皮的トロンビン注入により改善することが多いが，効果が乏しければ外科的治療も必要となることがある．
> - 動静脈瘻は，動静脈の走行異常や不適切な穿刺部位に起因することが多い．圧迫療法などで，その多くは自然閉鎖する．

- 虚血性心疾患や下肢動脈疾患に対するカテーテル治療の適応が拡大しているが，それに伴い，一定の割合で穿刺部合併症が起きうる．出血や血栓形成などによる動脈閉塞，仮性動脈瘤，動静脈瘻などである．
- IMPACT Ⅱ試験では 4,010 例中，8.5％に出血性合併症が認められ，1.7％で外科的治療が必要であったと報告している[1]．この中でも仮性動脈瘤については診断カテーテルの 0.05〜2.0％，PCI 施行後では 2〜6％とその頻度が増加する[2]．
- 穿刺部合併症は穿刺手技に起因するものが多く，穿刺部位や穿刺手技の理解が重要である．
- 近年，使用頻度が多くなっている穿刺部止血デバイスによる不具合に起因する合併症として，後腹膜血腫や仮性動脈瘤，止血材料の血管内への逸脱による血管閉塞が起こりうると報告されている（➡「H-2. 後腹膜血腫」も参照）．

仮性動脈瘤

a 発生機序

- 仮性動脈瘤の合併は抗凝固薬・抗血小板薬の投与，シースサイズ（>8 Fr.），年齢（>65歳），高血圧，透析，肥満，末梢動脈疾患の存在，複雑な手技，不適切な穿刺部位などと関連するといわれている[3]．
- 仮性動脈瘤の自然治癒（血栓化）の報告はさまざまである．3 cm 未満であれば 23 日以内に約 88％が自然治癒するといった報告[4]や 1.8 cm 以上は自然治癒しない[5]といった報告などが散見される．
- 仮性動脈瘤は出血による血管外での血腫形成による瘤状の構造物であり，動脈壁成分を欠損していることから破裂のリスクが高いと認識されているが，医原性仮性動脈瘤の破裂の頻度は高くなく，その報告例は少ない．しかし，患者の痛みが強く，2 cm を超える場合は治療が必要と考えられる．

H. 穿刺部合併症

- 不適切な穿刺部位に起因する例も多くみられる．大腿動脈穿刺は鼠径靱帯の 1〜3 cm 足側が適切な穿刺部位であり，頭側すぎると動脈穿刺部位が鼠径靱帯を越え，出血性合併症の原因となる．一方，足側すぎると浅大腿動脈の穿刺につながり，この部位は大腿鞘がないため圧迫効果が不十分となり，仮性動脈瘤の原因となりうる．

b 対処術

- 穿刺部に拍動性の血腫を認めた場合，聴診で血管雑音の有無を確認し，聴取されるようであれば仮性動脈瘤を疑う．エコーにて大腿動脈と交通を有する血腫を認めれば診断は確定する．対処術としては以下があげられる．
  ① エコープローブで血腫と大腿動脈の交通のある部位を血流がなくなるまで圧迫し（15〜30分），その後，同部位を長時間圧迫しカラードプラで血流の消失を確認する．
  ② 上記で止血できない場合には経皮的にトロンビンを注入して（➡「HOW TO」参照），仮性動脈瘤の血栓化を促進する．
  ③ 遠位部からバルーンを挿入して仮性動脈瘤との交通を遮断してから，経皮的にトロンビンを注入する．
  ④ 生理食塩水を仮性動脈瘤交通部周囲に注入し，交通部を圧迫遮断する．
  ⑤ コイルステントを仮性動脈瘤の交通部に留置する．
  ⑥ 血管自体をカバーするステントを留置する．
  ⑦ 圧迫困難な巨大動脈瘤，瘤が急速に拡大する場合，瘤による圧迫により神経麻痺や末梢虚血を伴う場合，皮膚の壊死所見などが認められる場合，感染性仮性動脈瘤などを伴う症例では外科的な修復術が必要になる．

- 筆者の経験上，原則として，診断の必要性からもまず①を施行し，その後，②に移行し治療できることが最も多い．ベッドサイドでも施行でき，有用な方法と考えられる．③⑤⑥は侵襲的手技となりカテーテル室での施行となる．まだシースが動脈に残っていると施行しやすいが，多くは抜去後であるので，また新しい穿刺の必要があり手技はやや複雑となる．⑦はまれであるが，必要な場合は速やかに外科的手技に移行しないと重症となる場合がある．

HOW TO　経皮的トロンビン注入法

① エコーにて大腿動脈から仮性動脈瘤への交通を認める部位を描出する（図1）．
② エコーガイド下に 23 G 針（1 mL のシリンジに付けて）を仮性動脈瘤内へ進め，逆血を確認する．
③ 針をそのまま留置し，トロンビンが入ったシリンジへ付け替え，100 単位ずつ投与する（1 mL＝1,000 単位で調整）．
④ 投与後に仮性動脈瘤内をカラードプラで確認し，血栓化が不十分であれば 100 単位ずつ追加して血栓化を試みる．
⑤ 短時間（早ければ数秒）で血栓化される（図2）．その際に動脈側に流出しないように慎重に手技を進める必要がある．

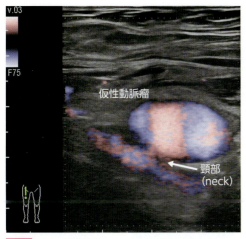

図1 仮性動脈瘤（トロンビン注入前）のエコー像

矢印のように大腿動脈から上方に向けて頸部(neck)を伴った瘤を認め，内部に血流も認める．

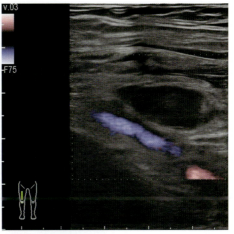

図2 仮性動脈瘤（トロンビン注入後）のエコー像

トロンビン注入後，瘤内が血栓化しドプラで血流の消失を認めた．

動静脈瘻

a 発生機序

- 大腿動脈の穿刺の際に，動脈・静脈を同時穿刺して発生することが多い（解剖学的異常を伴う場合が多い）．
- 大腿動脈末梢になると大腿動脈と静脈の走行が背腹方向に重なって並びやすくなり，動静脈瘻が起きやすい．
- 大腿動静脈は大腿骨頭レベルでは平行に走行しているが，浅大腿動脈レベルでは動静脈が前後に重なる．動静脈穿刺となった場合でも通常は圧迫により動静脈瘻は閉鎖するが，太いカテーテルを使用した場合，術後に動静脈瘻が形成されやすくなる．
- 心臓カテーテル検査を施行した10,271例中，動静脈瘻は88例(0.86%)に認められ，その38%が1年以内に自然閉鎖し，3年経過観察しても重篤な合併症を起こした症例はなかったとする報告がある[6]．閉鎖する時期は発症から3週間〜4ヵ月以内が多く，12ヵ月までに閉鎖することが多い．ただ，動静脈シャントによる心不全の兆候が出現した場合や穿刺部の腫脹がかなり強い場合には治療介入するべきとの議論もある．

b 対処術

- 穿刺部位の連続性血管雑音で診断され，エコーでも動脈・静脈のシャント血流および収縮期・拡張期ともにドプラでflowが描出される（図3）．
- 通常，血行動態に悪影響を及ぼすことはなく，緊急処置を要することはまれである．
- 動静脈瘻は自然閉鎖することもあるが，修復には外科的瘻孔切除術やステントグラフト内挿術が必要となる．

H. 穿刺部合併症

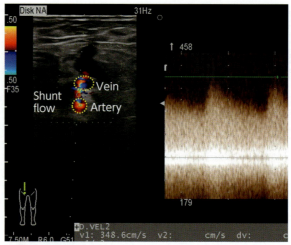

図3 動静脈瘻のエコー像・ドプラ像
動脈(A)・静脈(V)間に血流を認める．ドプラでは収縮期・拡張期ともにflowを認める．

LEVEL UP のためのアドバイス

- 適切な穿刺部位の理解，術後の適切な圧迫と慎重な経過観察を行う．
- 仮性動脈瘤では，まずはエコーにて診断確定，圧迫療法．無効ならあまり粘らずに速やかにエコーガイド下にトロンビン注入を行う．
- 動静脈瘻では，エコーによる連続性のflowの確認が重要である．また，保存的経過観察で閉鎖することがほとんどである．

文献

1) Mandak JS et al：Modifiable risk factors for vascular access site complications in the IMPACT II Trial of angioplasty with versus without eptifibatide. Integrilin to Minimize Platelet Aggregation and Coronary Thrombosis. J Am Coll Cardiol **31**：1518-1524, 1998
2) Webber GW et al：Contemporary management of postcatheterization pseudoaneurysms. Circulation **115**：2666-2674, 2007
3) Morgan R et al：Current treatment methods for postcatheterization pseudoaneurysms. J Vasc Interv Radiol **14**：697-710, 2003
4) Toursarkissian B et al：Spontaneous closure of selected iatrogenic pseudoaneurysms and arteriovenous fistulae. J Vasc Surg **25**：803-808, 1997
5) Kent KC et al：A prospective study of the clinical outcome of femoral pseudoaneurysms and arteriovenous fistulas induced by arterial puncture. J Vasc Surg **17**：125-131, 1993
6) Kelm M et al：Incidence and clinical outcome of iatrogenic femoral arteriovenous fistulas：implications for risk stratification and treatment. J Am Coll Cardiol **17**：291-297, 2002

H 穿刺部合併症

2 後腹膜血腫

Essence
- 後腹膜血腫の多くは，鼠径靱帯より高位の穿刺による．
- 透視画像で確認し，最適な部位での穿刺を心がける．

a 発生機序

- 後腹膜血腫は，大腿動脈アプローチの手技において，特異的ではあるが非常にまれな合併症である．発生頻度は約0.6%であるが，そのうち73%で輸血が必要であり，10%が致死的な状況に陥ると報告されている[1]．
- 原因は，多くは鼠径靱帯より高位での穿刺である．まれに，特発性に認められ，抗凝固薬の内服，静脈穿刺，またはガイディングカテーテルやシースを蛇行した血管に挿入したときに生じる．
- 冠動脈カテーテル検査の検討では，後腹膜血腫の特徴として，抗凝固薬の使用量が多いステント留置症例に多いことが指摘されている．
- 危険因子としては，女性・血小板低値・過剰な抗凝固療法下でのシース抜去がある．女性が危険因子となっているのは，大腿ヘルニアが女性に多いことからも考えると，大腿血管鞘周囲の脆弱性が原因とも考えられる．
- 後腹膜血腫は，自覚症状に乏しく，穿刺部位に異常がなく肉眼的に後腹膜血腫を疑う所見が乏しいことからなかなか発見が難しい．症状としては，貧血，血圧低下等の出血による症状のほかに，神経の圧迫による殿部痛・側腹部痛を認めることがある．Kentらによる大腿動脈カテーテル操作の検討では，9,585例中20例（0.21%）で神経症状を認め，そのうち16例（80%）は後腹膜血腫が原因となっていた[2]．

b 予防と対処術

- エコー検査やCT検査が有用である．CTは診断および出血の範囲，また出血部位を判断できる．

H. 穿刺部合併症

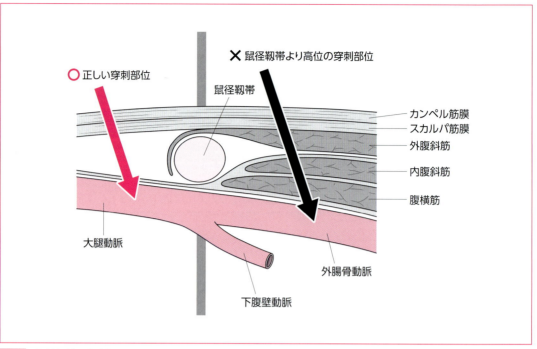

図1 穿刺部位の解剖

HOW TO　後腹膜血腫の予防法

後腹膜血腫では，鼠径靱帯より高位で穿刺を行うことが一番の原因である．

① 鼠径靱帯（上前腸骨棘と恥骨結合の間）の中点から約3cm遠位部で，大腿動脈の拍動を最もよく触れる部位で穿刺を行う．ここは大腿骨頭の直上に相当するので，穿刺前にペアンなどを置いて透視下で確認する．穿刺角度等を考慮すると，大腿骨頭の下1/3～1/4の位置で穿刺できるとよい．

② 事前の造影等があるのであれば，鼠径靱帯は，深腸骨回旋動脈と下腹壁動脈の高さに相当するのでそれを目安に穿刺する（図1, 2）．

③ また，動脈の後壁を貫いて穿刺をすると，シースを抜去したときに圧迫が難しくなることもあり，可能な限り動脈の前壁のみを穿刺することも重要である．

④ 穿刺位置が高いと感じた場合は，手技終了時に造影等で刺入部の高さを確認する．高ければ，バイタルチェックや貧血の進行がないか十分注意して経過をみることが大事である．

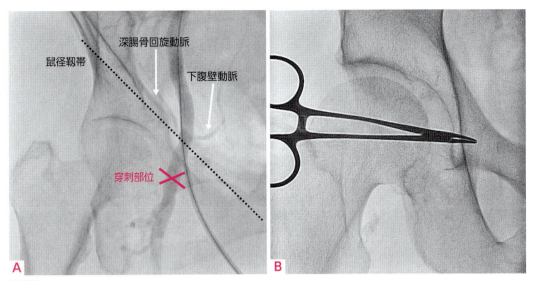

図2 穿刺部位の透視像
A：穿刺部位近傍の血管と大腿骨頭との位置関係．
B：大腿動脈アプローチ時，筆者の施設では穿刺前にペアンなどを置いて透視下で確認する．

- 後腹膜血腫が発見されたときには，すでに血行動態等に異常を認めており，早期に輸液，必要であれば輸血を行う．それでも血行動態が不安定であれば，カテコラミンの投与も併せて行う．
- また，ヘパリン等の抗凝固薬が継続されているならば中止する．抗血小板薬については，中止したとしてもすぐに薬効が消失しないこと，ステント留置後であれば血栓症のリスクが高くなることより継続していることが多いと思われる．
- 多くの症例は，図3の症例と同様に経過観察で改善することが多いが，輸血等の処置を行っても，血行動態が不安定であったり，貧血の改善を認めなければ外科的処置（手術を要する患者は5〜15％）を考慮しなければならない．

LEVEL UP のためのアドバイス

- 大腿動脈アプローチを施行する場合，穿刺前にペアンなどを置いて透視で大腿骨頭の下1/3〜1/4の位置を同定し，穿刺部位を確認することにより高位穿刺を防げる．
- 大腿動脈アプローチ後の血行動態の悪化の一因として，後腹膜血腫を念頭に置いて対処する．

文 献

1) Ellis SG et al：Correlates and outcomes of retroperitoneal hemorrhage complicating percutaneous coronary intervention. Catheter Cardiovasc Interv **67**：541-545, 2006
2) Kent KC et al：Neuropathy after cardiac catheterization: incidence, clinical patterns, and long-term outcome. J Vasc Surg **9**：1008-1014, 1994

H. 穿刺部合併症

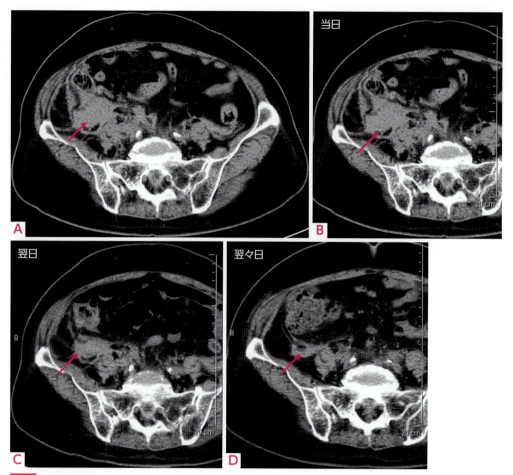

図3 後腹膜血腫の症例

77歳，女性，右冠動脈の狭窄病変に対して薬剤溶出ステントを留置．術後しばらくしてから収縮期血圧 80 mmHg まで低下．輸液を行い血圧上昇を認めるも，血液検査で Hb 8.0 g/dL と低下．CT 検査を施行したところ，後腹膜血腫を認めた（**A 矢印**）．輸血を6単位施行し，その後血圧低下を認めず経過．翌日および翌々日に CT 再検したが，血腫吸収傾向を認め（**B-D 矢印**），貧血の進行もなく保存的に経過観察し，その後軽快退院となった．

H 穿刺部合併症

3 TRIの穿刺部合併症

Essence
- 経橈骨動脈インターベンション(TRI)の穿刺部合併症として，上肢におけるガイドワイヤー穿孔による出血と橈骨動脈閉塞や動静脈シャント形成がある．
- ワイヤー先行による出血は，早期発見と直接止血により出血の拡大を防ぐことができる．
- 橈骨動脈閉塞や動静脈シャントは臨床上問題となることは少なく，介入は必要とならないことが多い．

- 橈骨動脈はバンドタイプの止血デバイスの使用により容易に止血可能であり，大腿動脈アプローチと比較して術後の患者負担や出血性合併症が少ないことから，経橈骨動脈インターベンション(trans-radial coronary intervention：TRI)を好む術者は多い．穿刺部合併症として，ガイドワイヤーによる穿孔と橈骨動脈閉塞や動静脈シャントがあるが，後二者は臨床上問題になることはほとんどない．

a ガイドワイヤーによる血管穿孔

- ガイドワイヤーが橈骨動脈や上腕動脈の小さな側枝に迷入し，血管穿孔を引き起こすことがある．早期に血管穿孔に伴う出血に気づき，適切な止血を行えば問題とならないことが多いが，止血処置が不適切な場合，貧血のために輸血が必要となるケースや，最悪の場合では上肢のコンパートメント症候群をきたして，外科的に減圧術が必要となることもあるので注意が必要である．
- ガイドワイヤー穿孔は，「透視を見ながら慎重に操作して，ガイドワイヤーが側枝に迷入しないようにする」ことで予防可能ではあるが，日常臨床の中でより重要なことは，「ガイドワイヤー穿孔に伴う出血をいかに早く発見できるか」であろう．多くの場合，術中または術後に上肢の疼痛や腫脹により気づくことができる．治療中はガイディングカテーテルが動脈内に入っていることにより，出血点への血流が阻害されるため出血が止まっているが，ガイディングカテーテルやシースを引き抜いた後に再度出血して，遅れて疼痛や腫脹が出現することがある．このため，ガイドワイヤーの側枝への迷入があった場合には，術後にガイディングカテーテルやシースを引き抜いた後にも注意深い観察が必要となる．

H. 穿刺部合併症

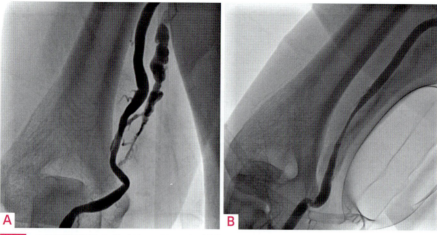

図1 上腕動脈側枝のガイドワイヤー穿孔例
橈骨動脈アプローチで進めた 0.035 inch ガイドワイヤーが側枝に迷入し，ガイドワイヤー穿孔を引き起こした症例．シースからの造影により出血点を同定し（**A**），用手圧迫を行った後，肘用の止血バンドを巻いて再度造影を行い，止血を確認することができた（**B**）．

HOW TO　ガイドワイヤーによる血管穿孔時の対応

　上肢の疼痛や腫脹により出血が疑われたとき，適切に止血を得るために重要なことは，「出血部位の同定」である．なぜなら，止血する方法としては，①出血点を直接圧迫する「直接止血」と，②出血点よりも近位部を圧迫して出血点の血流を低下させることにより止血を得る「間接止血」があるが，一般的に直接止血は間接止血よりも止血効果が非常に高い．これは冠動脈穿孔時の対処でもいえることであるが，止血を試みるときにはできるだけ「直接止血」により出血点に直接介入したほうが確実な止血を得ることができる．このため出血点を正確に同定する必要がある．

1) 出血点の同定
- 出血点の同定は，シースを抜去する前であればシースから造影を行い，血管外の造影剤の漏出を確認すればよい（図1）．
- もしシースを抜いてしまっている状態であれば，大腿動脈を穿刺して，上肢までカテーテルを進めて，上肢の動脈を造影することで，出血点を同定することが可能である（図2）．
- 血管外の造影剤の漏出が小さくて見つけにくい場合，血管内の造影剤が流れ去った後のタイミングで血管外に残存している造影剤に気づくこともあるので，出血点を同定する場合は意識して長く撮像したほうがよい．

2) 直接止血の手技
- 出血点が同定されたら，出血点を10～15分間用手圧迫し，その後4～6時間肘用の止血バンドを巻くことにより止血が得られる．
- 出血点を同定した後，すぐに止血バンドを使用するより，ピンポイントで用手圧迫するほうが有効であることが多い（図2）．

3. TRIの穿刺部合併症

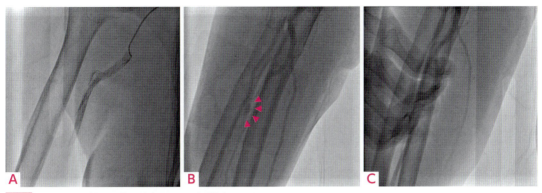

図2 橈骨動脈側枝のガイドワイヤー穿孔例
術後，シース抜去後に右側前腕の腫脹が判明した．すぐに出血点と思われる部位に肘用の止血バンドを巻いた．出血点を同定するため，新たに右鼠径部を穿刺し，造影用カテーテルを上腕動脈まで進めて(**A**)，上肢の血管を造影し，右前腕の出血点を同定した(**B**)．**B**では，肘用の止血バンドを，出血点を同定せずに巻いた後も出血が続いていたことがわかる．出血点を用手圧迫して再度造影を行い，止血を確認することができた(**C**)．

- 用手圧迫中または止血バンドを巻いた後，再度造影を行うことで有効な止血ができているかどうかがわかる．
- 止血中にも疼痛が続く場合には，止血が得られていない可能性があるので注意が必要である．

b 橈骨動脈閉塞

- TRI後の橈骨動脈閉塞は，穿刺部合併症としては最も頻度が高いが，手指の虚血症状などが出現することはほとんどない．カテーテルを行った後の外来診察時や，新たにカテーテルを行う前の診察で，橈骨動脈の拍動を触知できないことで気づかれる場合が多い．
- 橈骨動脈閉塞は，大口径のカテーテルの使用，止血時の過剰な圧迫，複数回のカテーテル歴などが危険因子である．患者の症状がなくても，次回以降のカテーテルのアプローチサイトとして使えない，冠動脈バイパス術で橈骨動脈グラフトとして使用できなくなる，透析用のシャント作製ができなくなることなどが臨床上問題となりうる．TRI後の橈骨動脈閉塞を避けるためには，使用するカテーテルのサイズは可能であれば小径のものを使用し，また止血時に橈骨動脈が完全に閉塞している時間を最小限にできるように減圧していくのが望ましい．
- 橈骨動脈が閉塞していても，尺骨動脈からの血流があるために，橈骨動脈を触知できることがある．このため，橈骨動脈閉塞を正確に把握するためには，アレンテストを行うか，穿刺部よりやや遠位部を圧迫しても触知が可能かどうかを確認する必要がある．

c シャント形成

- まれではあるが，穿刺部にシャント(動静脈瘻)を形成することがある．橈骨動脈閉塞と同

H. 穿刺部合併症

様，患者の症状として現れることは少なく，穿刺部にスリルを触知することで気づかれることが多い．

- ほとんどの場合は保存的に経過をみることができるが，疼痛が強い場合や，シャント量が多く血行動態に影響を及ぼす場合には，手術などの介入が必要となることがある．

> **LEVEL UP のためのアドバイス**
>
> - インターベンションによる止血手技を行う場合，出血点に直接介入する「直接止血」を行っているのか，出血点への血流を低下させる「間接止血」を行っているのかを意識し，可能な限り「直接止血」を行うことで確実な止血が得られる．

H 穿刺部合併症

4 Angio-Seal のトラブル

Essence
- Angio-Seal（アンジオシール）は用手圧迫止血と比較すると，有意に止血時間を短縮できる止血デバイスである．
- しかし，少なからず合併症が存在し，使用にあたっては種々の合併症とその対策を熟知しておくべきである．

a Angio-Seal による止血

- Angio-Seal（アンジオシール，テルモ社製）はスーチャー（縫合糸）でつながったアンカーとコラーゲンスポンジにより，穿刺部血管壁の内側からアンカーで，組織側からコラーゲンスポンジで挟み込むことで止血することができるデバイスである．体内に留置されるパーツは，アンカー，コラーゲンスポンジ，スーチャーの3種類であり，いずれも60～90日で生体に吸収される物質であるため，最終的には体内に異物を残さない構造となっている（図1）．

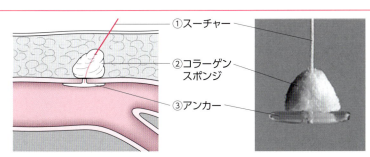

- スーチャー（縫合糸）でつながったアンカーとコラーゲンスポンジにより，穿刺部血管壁の内側からアンカーで，組織側からコラーゲンスポンジで挟み込むことで止血することができる．
- コラーゲンが凝固反応を誘発し止血を促進する．
- アンカー，コラーゲンスポンジ，スーチャーは60～90日で生体に吸収される．

インプラントスペック

①スーチャー	②コラーゲンスポンジ	③アンカー
・材質：ポリグリコール酸	・白色の繊維状のコラーゲンを使用 ・コラーゲンのセンタリングを確実にし，よりコンパクトに押し固められるよう，スーチャーが5つのポイントで編み込まれている	・材質：ポリ乳酸（PLA）+ポリグリコール酸（PGA）のコポリマー

図1 Angio-Seal の特徴

（画像提供：テルモ社）

H. 穿刺部合併症

- Angio-Seal の主な合併症としては，再出血，血腫形成，血管閉塞，感染症があげられ，報告にもよるが，その頻度は全体の約4〜5％前後といわれている[1,2]．その中でも外科的治療を必要とする症例も存在し，外科への紹介時期を誤ると重篤な後遺症をきたしたり，生命に危険が及ぶ場合も存在する．

b 各合併症の発生機序と予防法・対処術

1) 再出血，血腫形成

- いずれも止血不十分で生じる合併症である．機序としては，本来血管内に留置されるアンカーが血管外に出てしまうことで，穿刺部を塞ぐことができず出血および遅発性に血腫が形成される．止血の際にスーチャーを引く力が強すぎると，アンカーが血管内から血管外に出てしまうことで発生すると推測される．
- 適切に使用された場合，アンカーが血管内に引っかかっている抵抗を手に感じることができる．その感触を確認しながら，決して無理な力で引っ張らないことが重要である．
- Angio-Seal での止血に失敗した場合，その場ですぐに出血として出現するため，速やかに用手圧迫止血へ切り替えることが重要である．また血腫形成を起こさないためには，Angio-Seal 使用後数時間は安静臥床を保ち，創部の頻回の観察を行うことで予防可能である．

2) 血管閉塞

- 血管閉塞を起こす原因は大きく以下の4通りが考えられる（図2）．

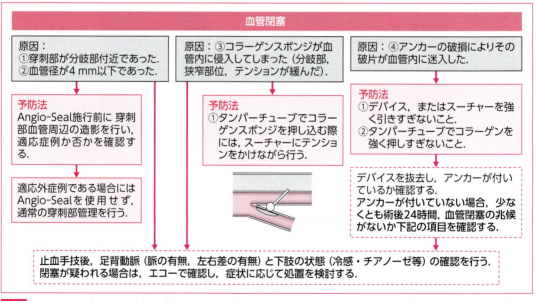

図2 Angio-Seal による血管閉塞の原因と予防法

4. Angio-Seal のトラブル

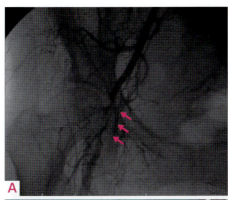
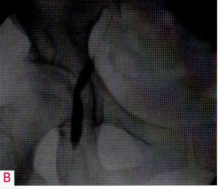
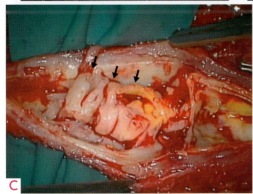

図3 Angio-Seal での動脈閉塞に対する血管内治療と外科的摘除術
A：Angio-Seal 使用部の動脈閉塞（矢印）．
B：バルーン拡張を行っても，人工異物のため，十分な拡張が得られない．
C：外科的に異物を摘除．血管内に迷入したコラーゲンスポンジが確認できる．
本症例ではAngio-Seal使用から数週間が経過していたため，コラーゲンスポンジがさまざまな修飾を受けていた．

①穿刺部が分岐部付近であった場合
②血管径が4mm以下であった場合
③コラーゲンスポンジが血管内に侵入した場合
④アンカーが破損し，破片が血管内に迷入した場合

- 上記①②については使用前にシースから造影を行うことで，穿刺部が分岐部付近にないこと，小血管でないことを確認し予防に努める．また，該当した場合はAngio-Sealの使用を断念し，用手圧迫止血に変更する．
- ③④を起こす原因としては，血管外から圧迫するコラーゲンスポンジを過度に押すことで血管内に迷入，もしくはアンカーの破損を招くため，無理な力で押さないことがポイントである．
- いずれの場合もひとたび血管閉塞を起こすと，下肢虚血をきたし間欠跛行や安静時疼痛，神経障害といった症状を呈する．血管内治療が奏効する場合もあるが，総大腿動脈であるためステント留置が不適であること，人工異物のため一過性の拡張は得られても短時間でリコイルをきたし長期開存が困難であることから，不成功に終わる場合がほとんどである．現実的には急性期の下肢虚血は血管内治療で解除したうえで，速やかに血管外科へ塞栓物質の摘除術を依頼するのが，安全かつ確実な対処術である（図3）[3]．

- リコイル（recoil）　ばねなどの跳ね返り，PCI分野では拡張した血管が再び縮むことをいう．

H. 穿刺部合併症

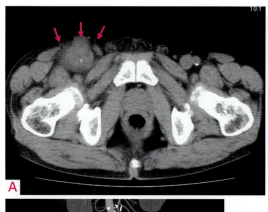
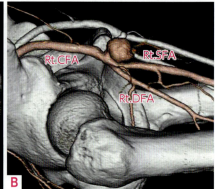
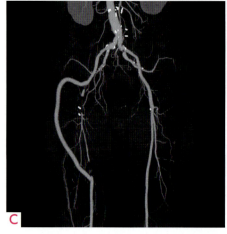

図4 感染性動脈瘤
A：Angio-Seal 使用 26 日後．大腿動脈と境界不明瞭な 3 cm 台の mass を認める．
B：穿刺部に一致した感染性動脈瘤が確認された．Rt.CFA：右総大腿動脈，Rt.SFA：右浅大腿動脈，Rt.DFA：右大腿深動脈．
C：外科にて瘤切除＋大腿動脈膝窩動脈バイパス術を施行．

3）感染症

- Angio-Seal はそれ自身が体内異物であるため感染リスクを伴う．その他のリスクとしては糖尿病，肥満，再穿刺，創部安静保持不全，創部清潔環境不全などがあげられる．
- とりわけ感染症の中でも問題となる合併症が感染性動脈瘤である（図4）．その形成過程は，菌血症から血管壁に細菌感染をきたし動脈瘤を生じるものと，周囲組織の感染が血管壁に及び，血管壁が破綻して動脈瘤が生じるものの2つの機序が報告されている[4]．感染性動脈瘤の発症は術後数日から数週間といわれており[5]，起因菌としては *Staphylococcus aureus* が最多を占める．
- 予防方法は清潔操作の徹底であり，創部の十分な消毒に加えて，手技の最後に使用するデバイスであるため，使用直前に滅菌手袋を新しいものに交換することが望ましい．体内異物感染のため，抗菌薬などの保存的加療では治癒困難であり，根治には外科的な瘤切除やバイパス術が不可避である．

- 上記のとおり，Angio-Seal は止血時間，安静時間の短縮にはつながるものの，使用に伴う合併症が存在することは忘れてはならない．特に習熟度の低い術者が使用すると，それ自体が合併症のリスクにもなりうる．無駄な合併症を起こさないためにも，使用にあたっては本当に必要か十分検討すべきである．

> **LEVEL UP のためのアドバイス**
> - Angio-Seal 使用後に出血,血腫を生じたら慌てずに用手圧迫止血を行う.
> - 血管閉塞を起こさないためには,使用前の造影が必要不可欠である.
> - 感染性動脈瘤の予防には清潔操作の徹底,特に滅菌手袋の交換は必須である.
> - 血管閉塞,感染性動脈瘤の治療は内科的に粘らず,速やかに外科と連携する.

文 献

1) Koreny M et al:Arterial puncture closing devices compared with standard manual compression after cardiac catheterization:systematic review and meta-analysis. JAMA **291**:350-357, 2004
2) Rajib Das et al:Arterial closure devices versus manual compression for femoral haemostasis in interventional radiological procedures:a systematic review and meta-analysis. Cardiovasc Intervent Radiol **34**:723-738, 2011
3) Ponton A et al:Surgical treatment of arterial ischemia associated with the use of the angioseal vascular closure device. Vasa **38**:334-337, 2009
4) 佐伯悟三ほか:動脈結紮と局所デブリードマンで治療した感染性浅大腿動脈瘤の1例.脈管学 **48**:359-362, 2008
5) Johanning JM et al:Femoral artery infections associated with percutaneous arterial closure devices. J Vasc Surg **34**:983-985, 2001

H 穿刺部合併症

5 腸腰筋膿瘍

Essence

- 腸腰筋の解剖を知ること．
- 基礎疾患を持つ易感染性宿主（糖尿病など）に起こることが多いとされている．
- 発熱，腰痛，足をひきずる（limp）という腸腰筋膿瘍の古典的三徴は患者の 30％くらいにしか認められないといわれている．
- 治療法は抗菌薬の投与と外科的ドレナージの二本立てになる．

a 腸腰筋の解剖

- 腸腰筋とは腰椎と大腿骨を結ぶ筋肉の総称であり，腸骨筋と大腰筋から構成される（図1）．
- 大腰筋は第 12 胸椎から第 4 腰椎の椎体および椎体突起を起始とし，筋裂孔を経由して小転子を停止としている．一方，腸骨筋は腸骨上縁および腸骨窩を起始とし，大腰筋と合流して鼠径靱帯の下方（筋裂孔）を経由して小転子を停止としており，いずれも股関節屈曲をつかさどる．腸腰筋は脊椎，腸管，腎，尿管，膵臓，腹部大動脈，下大静脈，腸骨動静脈，大腿動静脈などの臓器と近接している．

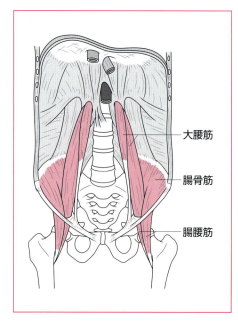

図1 腸腰筋の解剖

b 発生機序

- 原発性腸腰筋膿瘍と続発性腸腰筋膿瘍に大別される[1]．
- 原発性腸腰筋膿瘍は，炎症が直接波及するような感染巣を近傍に認めない．潜在的な感染巣から血行性またはリンパ性に炎症が波及して膿瘍が形成されると考えられている[2]．
- 続発性腸腰筋膿瘍は，先に示した周辺臓器の炎症が腸腰筋に直接波及して膿瘍が形成されることを指す．以前は結核性脊椎炎によるものが多かったが，現在は高齢者やコンプロマイズドホスト（担癌者・糖尿病・ステロイド使用者など）の増加に伴い，細菌性による化膿性腸腰筋膿瘍が増えてきている．
- 循環器内科医が遭遇するのは続発性腸腰筋膿瘍のケースがほとんどであり，①感染性大動脈瘤からの炎症波及，②インターベンション領域における大腿動脈アプローチからの炎症波及が，原因として列挙されうる．

HOW TO 腸腰筋膿瘍の診断方法

① インターベンション術後の原因不明（フォーカス不明）の発熱では，本症をまず疑うことが重要である（大腿動脈アプローチは特に注意を要する）．
② 疼痛（特に股関節痛）のため，仰臥位を嫌がる（患者が psoas position を自然にとっていることが多い）．仰臥位をとらせ股関節を伸展すると疼痛が増強するので診断の一助となりうる．
③ CT もしくは MRI による画像検査がゴールドスタンダードである（単純 CT 検査でも診断しうるが，造影剤使用のほうが膿瘍の辺縁がエンハンスメントされ診断はしやすくなる）（図2）．

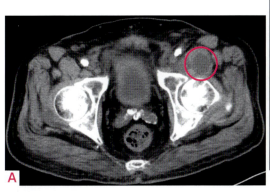
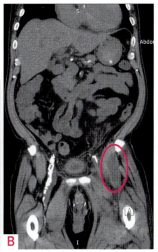

図2 腸腰筋膿瘍の CT 像
A：横断面，**B**：冠状面．単純 CT 検査で腸腰筋膿瘍（最大径 64 mm）と診断した．術直後からセファゾリンの点滴を施行していたにもかかわらず，臨床的に効果は認めていなかったことから，耐性菌の関与も考慮して整形外科にコンサルトして切開排膿ドレナージ術を施行した．排膿菌は後日，メチシリン耐性表皮ブドウ球菌（methicillin-resistant *Staphylococcus epidermidis*：MRSE）であることが判明した．
左腸腰筋に LDA（低吸収領域：赤丸）を認める．明らかに左右差があり，異常所見であることがわかる．

H．穿刺部合併症

C 対処術

- 基本的な方針としては，抗菌薬の点滴と外科的切開排膿術であるが，最近では侵襲を軽減する目的でCTやエコーガイド下に経皮的ドレナージ（percutaneous drainage：PCD）[3]が広く行われており，スタンダードな治療法は抗菌薬とPCDの併用と謳っている成書が多い．しかし，近年では抗菌スペクトラムが広く，強い抗菌作用を持ち，組織移行性が良好な抗菌薬の登場により，抗菌薬投与単独のみの保存的治療での成功例も散見される[4,5]．
- TabrizianらはB瘍の最大径が3～5cmまでに対しては保存的治療が奏効すると報告している[6]．日本でも楯が自施設における11例の腸腰筋膿瘍の転帰をまとめて報告している[7]．報告によると11例中6例で抗菌薬による保存的治療に成功しており，その膿瘍の最大径は平均で2.4cmであった．一方，ドレナージを必要とした5例（うち4例は外科的切開排膿術を施行）の膿瘍の最大径は平均で4.7cmであった．
- 結論として，膿瘍が小さい場合には，PCDの侵襲性を考慮すると抗菌薬を優先的に行う意義はあると考えるが，膿瘍が大きい場合や抗菌薬投与の効果がないと瞬時に判断しうるのなら躊躇わずにPCDや，場合によっては外科的切開排膿術に踏み切るべきと考える．

MEMO 腸腰筋膿瘍を予防するために

＜CDCガイドライン[8]＞

- 米国疾病予防管理センター（Centers for Disease Control and Prevention：CDC）のガイドラインには，術前の術野の剃刀（カミソリやバリカンによるクリッピング）による剃毛は推奨していない．剃毛に関連する手術部位感染リスクの増加は，皮膚の微細な傷が，後に細菌増殖のきっかけとなることによるものと考えられているからである．
- 一方，脱毛剤による除毛も過敏症を引き起こすことがあり，いかなる方法による術前の除毛も手術部位感染率が増加することに関連しており，除毛も推奨しないと記載されている．
- よってどの方法がよいのかは各施設の感染対策室等の判断に委ねられているのが現状である（筆者の施設では毛深い患者の術野はバリカンによるクリッピングが行われている）．

＜消毒薬の使用＞

- ポビドンヨード（イソジン）の殺菌作用は，イソジン水溶液から遊離するヨウ素が持つ酸化作用によるものなので，皮膚に塗布後，イソジンの殺菌力が最も高くなるまで作用時間をおく必要があることに留意する必要がある．
- クロルヘキシジンとポビドンヨードはともに広い抗微生物スペクトラムを持つ．クロルヘキシジンはポビドンヨードよりも皮膚の細菌を減少させ，単回使用後の残存効果も優れているとする比較研究があるので，インターベンション術前の術野消毒薬として使用するのも一案であると思われる．

LEVEL UP のためのアドバイス

- カテーテル加療後の原因不明の熱発を認めたら，鑑別診断の1つとして本疾患を考える．
- 本疾患の診断にはCT検査（特に冠状面での観察がわかりやすい）が解剖学的にも有用である．
- まずは皮膚常在細菌（gram positive cocci：GPC）と腸内細菌（gram negative rods：GNR）の関与を考えて，抗菌薬加療をブロードスペクトラムなものから始めてデ・エスカレーションする（抗菌薬投与前に各種培養は採取しておくこと）．患者背景によっては，Empiric Therapyの第一選択に抗MRSA（methicillin-resistant *Staphylococcus aureus*，メチシリン耐性黄色ブドウ球菌）薬を指定している教科書も散見される．

文献

1) Desandre AR et al：Iliopsoas abscess：etiology, diagnosis and treatment. Am Surg **61**：1087-1091, 1995
2) Santaella RO et al：Primary vs secondary iliopsoas abscess presentation, microbiology and treatment. Arch Surg **130**：1309-1313, 1995
3) Dinc H et al：Image guided percutaneous of tuberculous iliopsoas and spondylodiskitic abscesses：midterm results. Radiology **225**：353-358, 2002
4) Yacoub W et al：Psoas abscess rarely requires surgical intervention. Am J Surg **196**：223-227, 2008
5) Navarro Lopez V et al：Microbiology and outcome of iliopsoas abscess in 124 patients. Medicine **88**：120-130, 2009
6) Tabrizian P et al：Management and treatment of iliopsoas abscess. Arch Surg **144**：946-949, 2009
7) 楯　英毅：当院における腸腰筋膿瘍11例の臨床的検討（2005-2008）．感染症誌 **83**：652-665, 2009
8) Mangram AJ et al：Guideline for prevention of surgical site infection, 1999. Hospital Infection Control Practice Advisory Committee. Infect Control Hosp Epidemiol **20**：250-278, 1999

I 空気塞栓

1 発生機序と予防法

Essence
- PCI システム内の残渣空気の注入時やバルーン破裂時に発生する．
- KUSABI 抜去時には必ず逆血を確認し，システム内の空気を排除する．
- 加圧中は，圧力計の圧変化に注意し，バルーン破裂を検知する．

- PCI 手技中の空気塞栓は，①システム内の空気の注入（準備時の残渣空気，シリンジ接続時，デバイス抜去後，IVUS システム内の残渣空気），②バルーン破裂時などに認められる．

システム内の空気の注入

a 発生機序

- システム内に残渣空気があれば，造影剤注入時に冠動脈内に送り込み，空気塞栓を生じさせることとなる．その原因としては，①システム準備中に空気がシステム内に迷入する，②デバイス抜去時に Y コネクター逆止弁より空気が吸い込まれる，③IVUS 内の空気をフラッシュ時に送り込む，などがある．

b 予防法

- システムを用意するときには，システム内に残渣空気がないように準備する必要がある．また，器具の連結部から陰圧をかけた場合に新たに空気が侵入するので，三連コック，三方活栓，Y コネクターなどのコネクター連結時には同軸性を保って密に連結する必要がある．
- 複数のデバイスを挿入した場合には，デバイスシャフトの間隙を介して Y コネクターの逆止弁から空気を吸い込むことがある．
- シリンジを強力に引いて陰圧をかけて，ガイディングカテーテル内の残存空気を吸い出そうとする人がいるが，これには連結部位からの空気を吸い込む危険がある．静脈と異なり大動脈は圧が高いので，この圧を利用して自然な血液の逆流を待つべきである．そうすれば，空気の混入の機会を減少できる．血液が戻ってこない場合には，ガイディングカテーテルの先端が冠動脈内に楔入していることが多く，このときにシリンジを強く引いて血液を戻そうとすると，Y コネクターの止血弁から空気を引き込むことになる．ガイディングカテーテルを適切な位置に変更して，自然な血液の逆流が得られる状態で，システム内の残渣空気の排除作業をする必要がある．

1. 発生機序と予防法

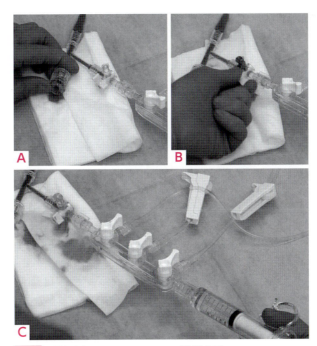

図1 残渣空気のないシステムの準備方法

HOW TO 残渣空気のないシステムの準備方法（図1）

① システムから空気を排除する作業は，基本陽圧で行う．
② 大動脈圧を利用して，Yコネクターから血液を逆流させてガイディングカテーテル内の空気を追い出した（図1A）後に三方活栓からも逆血（図1B）させ空気を追い出し，さらに三方活栓の向きを変えてシリンジに陽圧をかけて手元のシステム内の空気を追い出す（図1C）．
③ さらに，念のために三方活栓の方向を変え，Yコネクターの逆止弁を開放して，血液の逆流とともに，シリンジに陽圧をかけて造影剤を逆止弁から排出すれば，システム内に空気は残存しえない．
※逆止弁部分は空気が残りやすいので，このように2回の空気排除作業をお勧めする．

1）造影剤注入時のポイント

- 用手的な造影剤注入時には，必ずシリンジ内の残渣空気を排除し，さらに，尾部を持ち上げた状態で，造影剤を注入する習慣をつけるべきである．初心者の場合，他のことに注意が向いたときに，往々にしてシリンジが水平状態となり，シリンジ内に空気が残っていれば，空気塞栓を起こす可能性がある．
- 近年では，自動注入器による造影剤注入が一般的になりつつあるが，基本的事項として徹底して身に着けておくべき基本手技である．

2）薬液注入時のポイント

- 薬液注入時にも同様なことがいえる．薬液を三方活栓に接続し，冠動脈内に注入する場合

I. 空気塞栓

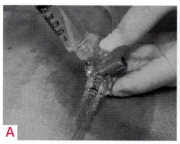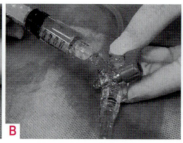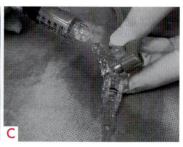

図2 空気を噛まないシリンジ接続法

三方活栓をシリンジ方向に開放した後(**A**)，少し待って三方活栓内へチューブ内の造影剤もしくは血液が戻ってきて接続部に盛り上がってきたところで，シリンジの薬液も一滴たらしながら(**B**)接続する(**C**)と，空気を噛むことはない．さらに，動脈圧により，造影剤もしくは血液が逆流してくるのを待てば，残渣空気がないことを確認できる．少なくとも，強引にシリンジを引いて，システムを陰圧にすることは避けるべきである．

には，三方活栓に接続するときに，少し待って三方活栓内へ造影剤や血液が戻ってきて接続部に盛り上がってきたところでシリンジを接続し(**図2**)，そのまま大動脈の圧で血液もしくは造影剤がシリンジに逆流するのを待つべきである．活栓に空気が残っている状態でシリンジを接続することや，強力に陰圧をかけて血液を引き戻すことは，残渣空気を作り出す原因であり避けるべきである．もっとも，システム内の残渣空気をまったくないような状態に保っていれば，シリンジ内へ血液が逆流するまで待つ必要はなく，ガイディングカテーテル内の造影剤の逆流を確認すればよい．

- ニトログリセリン注入後にST上昇を認め，冠動脈造影にて冠動脈にスパスムがなく，造影遅延が認められたので，ニトログリセリン誘発性のmicrovessel spasm✎だと称する症例報告が散見されるが，少なからず残渣空気による空気塞栓が原因であると考えられる．

3)デバイス抜去時のポイント

- デバイス抜去時にも，空気がガイディングカテーテル内に引き込まれ，その後にガイディングカテーテル内の残渣空気の排除が十分でない場合に，空気塞栓が発生する．
- 特にKUSABI✎(カネカメディックス社製)を用いた手技では注意が必要である．KUSABIはバルーンカテーテルとは異なり素早く抜去できるために，ガイディングカテーテル内の血液が逆止弁から体外に排除され，陰圧になったガイディングカテーテル内に空気が引き込まれることがあり，抜去後には十分にガイディングカテーテル内の空気を排除されるまで，Yコネクター逆止弁から血液の逆流を確認すべきである．または，抜去作業をゆっくりすることでも回避できる．
- バルーンカテーテルの抜去の際には，抜去作業はゆっくりとなるために，血液がガイディングカテーテルの遠位部から，ガイディングカテーテル内に戻ってくる時間があり，逆止

- microvessl spasm　心外膜を走る太い冠動脈ではなく，内皮障害により心筋内の細い動脈で起こる攣縮で，シンドロームXの原因と考えられている．
- KUSABI　通常のガイドワイヤーの長さでオーバーザワイヤー(OTW)システムを交換するときに用いる．ガイディングカテーテル内でバルーン開大しワイヤーを固定することで，ワイヤーを抜くことなくOTWシステムを抜去しうる．

1. 発生機序と予防法

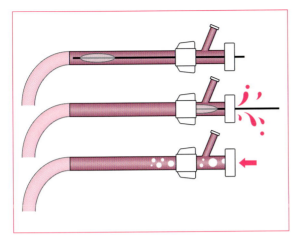

図3 デバイス抜去時の空気塞栓の成因
デバイスを抜去すると，近位部の血液の排除に伴い，通常は遠位部から血液が逆流してくるが，冠動脈にガイディングカテーテルが楔入している状態（図上）でデバイスを抜去すると，近位部の血液が排除されても遠位部から血液が逆流せず，ガイディングカテーテル内は陰圧となり，バルーン部分など容量の大きい部分が逆止弁を越える瞬間に空気がガイディングカテーテル内に侵入する（図中矢印）．この状態で造影剤を注入すると空気塞栓を惹起する．KUSABI 利用時には，ガイディングカテーテルが楔入していなくても素早くKUSABI を引き抜くと空気をシステム内に吸い込むので，抜去後に逆止弁からの逆血を十分に確認する必要がある．

弁からの空気の吸引が起こりえない．一方，ガイディングカテーテルが冠動脈に楔入している場合には，冠動脈内からの血液逆流が起こらず，カテーテル抜去時に陰圧となり空気を引き込む可能性がある（図3）．

4) IVUS 内の空気をフラッシュする際のポイント

- IVUS 内の空気は，画像が不良になるだけでなく，空気塞栓も起こしうるために，準備において十分な空気の排除が必要である．手技中も IVUS をガイディングカテーテルに挿入する前には必ず，フラッシュの手順を省略しないようにする必要がある．可能な限り，IVUS 観察中のフラッシュは慎むべきである．

バルーン破裂時

a 発生機序

- バルーン破裂時にも，加圧を続けると加圧器内の残渣空気を注入することとなる．したがって，バルーン破裂にすぐ気づくことが肝要である．

b 予防法

- 加圧する場合には，透視画像ではなく通常は圧メーターを見ているので，透視画面での破裂の確認は困難である．したがって，加圧器のハンドルを回した分だけ圧が上昇しない場合には，とりあえずバルーン破裂を考えて，即，陰圧をかけるべきである．血液が加圧器内に戻ってくれば破裂に間違いはないが，戻ってこなくても，バルーンを一度体外に戻して，破裂の有無を確認する必要がある．
- rated burst pressure（RBP）🖉以上の加圧をする場合や，石灰化病変にバルーン開大をする場

• rated burst pressure（RBP）　信頼度 95％で，99.9％のバルーンが *in vitro*（37℃の水中）にて割れない最高圧のこと．たとえば耐圧試験を 100 回実施した際に，そのうち 5 回においては 1,000 本に 1 本が RBP 以下で割れる可能性を意味する．バルーンの加圧可能最大値．

I. 空気塞栓

表1 バルーン加圧時の注意点

- rated burst pressure (RBP) の確認
- 加圧中の圧値に留意
    - 石灰化病変は特に
    - 圧が上昇しないときには加圧し続けない
    - おかしいと思えば,すぐ減圧
        - 加圧器内へ血液の逆流があればバルーン破裂は確実
        - 体外で加圧しバルーン破裂を確認

合には,破裂の危険性があり特に留意する必要がある(**表1**).
- また,加圧器の操作は助手が行うことが多いが,助手が初学者の場合には事前の教育が重要である.また,バルーン破裂時には,冠動脈破裂を惹起している場合があり,このことも念頭に置いておく必要がある(➡「D.冠動脈破裂(バルーン血管形成術やステント留置後)」参照).
- 使用したステントデリバリーシステムやバルーンシステムを体外に抜去して,システムから加圧器をはずす場合には,陰圧の状態でいきなりはずすのではなく,一旦陰圧を解除してはずすようにする.そうすれば,加圧器内に空気を引き込むことはなく,次のシステムとの連結作業時の空気抜きの手間を減じることができるし,常に加圧器内の空気を最小限にしておくことは,PCI作業の基本手技である.

LEVEL UP のためのアドバイス

- 初回造影剤注入前には,主術者がもう一度残渣空気の有無を確認する.
- 空気が注入されたかの検証のために,造影剤のテスト注入はブラインドでせず,必ず透視下で行う.透視下で行うことで,カテテルの位置確認にも役に立つ.

空気塞栓

2 対処術

Essence

① 少量注入時（造影上コロコロ数個まで）
- 基本，慌てないで経過観察．
- 血圧悪化なら血行動態破綻前に昇圧を測る．
- 左室機能低下例は要注意．

② 大量注入時
- 心機能が戻るまでの間の血行動態の確保．
- no flow，ショックに準じた対応：気管挿管，補助循環準備．

a 少量の残渣空気による空気塞栓の対処術

- 通常，システム内の少量の残渣空気による空気塞栓（図1）では，血行動態が破綻することはなく，STの上昇と胸部症状のみであり，それも一過性である．数分間の経過観察で復帰する．
- もちろん，冠動脈造影を行い，ST上昇がスパスムなど冠動脈の閉塞に由来するものでないことは確認しておく必要はある．
- 低左心機能例では，血行動態の悪化に備えてカテコラミンの用意，適宜使用が必要である．

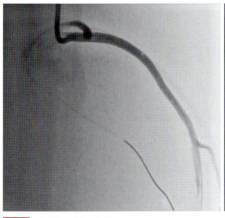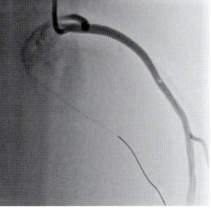

図1 少量の空気塞栓
この程度であれば，一過性の心電図ST上昇のみで，数分の時間経過とともに改善する（図はHEARTROIDを用いたシミュレーション）．

I. 空気塞栓

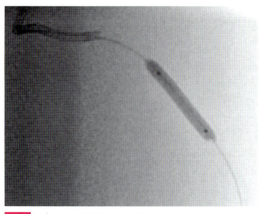 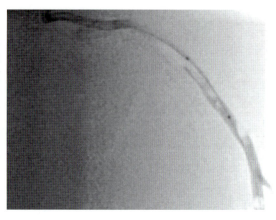

図2 バルーン破裂による空気塞栓
加圧器内に残渣空気があり，バルーン破裂に気づかず，加圧器の尾部を下げた状態でハンドルを回し続けると，このようなことが起こりうる（図はHEARTROIDを用いたシミュレーション）．

b 大量に空気を注入した場合の対処術

- 大量に空気を注入（図2）した場合には，心機能が戻るための間の血行動態の確保が必要である．
- カテコラミンを開始し，血行動態を見て気管挿管や補助循環の使用などの判断が必要であり，おおむね no flow によるショック時の対処に準ずる．

LEVEL UP のためのアドバイス

- 突然の ST 上昇時には，その原因が空気塞栓である可能性を考慮する．
- 冠動脈内や大動脈内に空気が停留している場合には，吸引する．

J その他の合併症

1 急性A型大動脈解離に合併する冠虚血

Essence
- 急性A型大動脈解離（AAD）に関連する冠血流障害の頻度は約10％といわれる．
- 定型的な症状や所見が揃うAADはまれであり，AADそのものの診断が困難なことがあげられるが，重篤な冠虚血が合併すると，さらに，それらの正確な診断が困難となる．
- AADに関連する冠血流障害を呈する症例の一部では，経時的な真腔と偽腔の血流量のバランスの変化に伴い，冠虚血の増悪と寛解に変動が生じる．
- 外科修復術の準備を進めつつ，AAD関連冠虚血が遷延する場合には，PCI（冠動脈ステント留置）を考慮する．

- 急性A型大動脈解離（type A acute aortic dissection：AAD）に合併する冠虚血の頻度は，約10％とされる[1,2]．
- AADに伴う冠血流障害が起こる機序は，大動脈壁内の偽腔の進展や拡張による冠動脈真腔の圧排が主因と考えられている．
- AADに伴う冠血流障害が起こる冠動脈枝に関しては，AADが大動脈前面で内膜破綻を起こすことが多いため，左冠動脈より，より大動脈前面に位置する右冠動脈において，その頻度が高いとされる．しかし，時に，冠血流障害が，左右の双方の冠動脈に生じることもあるといわれる[1,2]．

a 急性A型大動脈解離（AAD）に合併する冠血流障害の診断

- AADの診断は，突発性の背部への放散を伴う胸痛，上肢脈拍欠損，胸部X線所見の異常などの典型的な症状や所見に基づいて下されるが，それらを呈するものは約30％に過ぎないといわれる[3]．
- そのため，重篤な状態で搬送される救急患者において，短時間で，正確に，AADを診断するのは難しいことが知られているが，さらにAAD関連冠血流障害が加わると，その診断は，より一層困難になる．臨床上，AADと診断して冠血流障害の併存を見逃す可能性や，その逆に，急性冠症候群（ACS）と診断してAADの併存を見逃す可能性を念頭に入れて，診断する必要がある．
- 実際，救急受診時に単なるACSと誤診され，抗血小板薬投与やPCIといった治療を行ったものの，その後にAADの併存に気づかれ，緊急外科手術を追加したという類の論文は，過去に多数報告されている．
- 心原性ショックを伴うACSとして救急搬送された症例において，AADの併存を見逃す原因としては，①患者の意識状態が不良で問診などの一次情報の把握が困難なこと，②上述

J．その他の合併症

したとおり，大半で胸部X線異常所見（縦隔偏位など）を呈さないこと，③心エコー検査によるスクリーニングは有用であるものの，画像解像度や描出範囲が限定され，上行大動脈の解離を正確に描出するのが困難なこと，などがあげられる．

- AAD画像診断のゴールドスタンダードであるCTは，心原性ショックを伴うACSを念頭に置いている場合，時間を浪費する懸念があり，実施されにくいことも原因としてあげられる．
- 運よく緊急CTを撮像できた例において，AADと，それに関連する冠血流障害の併存を画像診断することは容易なように思われるが，CTで正確に冠動脈狭窄を描出するためには，患者の呼吸や体動の抑制，心電図同期撮像の使用などが必要である．しかし，重篤な状態で搬送された患者に対して，それらを好条件下で撮像することは困難であることから，実際に，正確なCT画像診断を下すことは難しいといわざるを得ない．

b 経時的な真腔と偽腔の血流量バランスの変化：冠虚血の変動

- 症例1は，AADに伴う左主幹部冠動脈入口部（left main orifice：LMos）の血流障害を一過性に認めたものの，30分後に自然回復した症例である（図1）．
- 80歳代女性が失神とショック状態（血圧60/40 mmHg）で救急搬送された．受診時の心電図で，I，aVR，aVL，V_{2-6}の著明なST上昇，心エコーで，左主幹部の虚血に合致する前壁〜側壁の壁運動低下，心タンポナーデ，その他にトロポニンIの軽度上昇（0.06 ng/mL）を呈していた．これらの所見から，左主幹部に起因する冠虚血を呈していることは明らかであった．また一方で，緊急CTからAADの併存も明らかであり，AADに起因する左主幹部冠虚血と診断し，緊急外科修復術を行った．
- 手術が成功し，独歩退院された症例であったが，術中所見から，大動脈解離による内膜破綻が，LMos近傍のValsalva洞内で起こり，LMos内へ進展していることが判明した（図1E）．
- 本例では，受診から緊急手術に移行するまでの待機時間が短かったため冠動脈造影は行っていないが，術中に確認したValsalva洞内の大動脈内膜破綻部位を，救急診療の現場で，術前CTから正確に診断することは困難であった（一般に，大動脈内膜破綻がValsalva洞内に起こることもきわめてまれな事象である）．
- さらにこの症例では，受診30分後に自然に冠虚血が解除され，ST上昇や血圧低下が回復したことも特筆すべき点であった（図1B）．
- 過去の文献を参照すると，心周期内で，冠虚血の程度が変動することを示した報告が存在する[4]．Shapiraらは，LMos近傍で解離したintimal flapが拡張期にのみLMosに偏移し閉塞させる，"flail intimal flap"の症例を報告した[4]．その他にも，心室収縮期と比べ，心室拡張期において，大動脈偽腔がより拡張することにより，拡張期優位に冠虚血が引き起こされることを示した報告も存在する．本例もこれらの機序により，一過性のLMosの冠虚血が生じたことが推察された．

- 症例2は，一過性に生じたLMosの途絶を冠動脈造影により確認できた症例である（図2）．
- 40歳代男性が重篤な胸痛とショックで救急搬送された．受診時心電図で，I，aVR，aVL，

1. 急性A型大動脈解離に合併する冠虚血

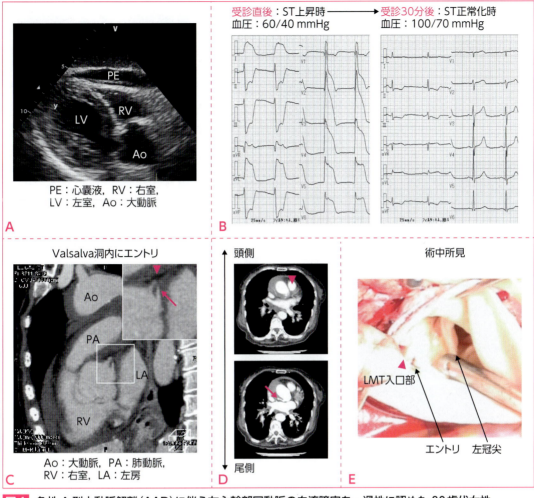

図1 急性A型大動脈解離（AAD）に伴う左主幹部冠動脈の血流障害を一過性に認めた80歳代女性

A：救急受診時の心エコー検査．上行大動脈解離は描出できなかったが，中等度の心囊液貯留を認め，AADを鑑別診断として考えた．

B：救急受診直後と30分後の心電図．I，aVR，aVL，V$_{2-6}$で著明なST上昇所見を認め，左主幹部狭窄に起因する冠虚血を示唆する所見を認めたが，受診30分後に自然にST上昇は消失し，その時点で血圧も100/70 mmHgに上昇した．

C-D：緊急造影CT．左主幹部入口近傍のValsalva洞内に大動脈壁の内膜破綻を認める．一般にこの部位に大動脈解離の内膜破綻を認める症例は，きわめてまれである．矢頭：左主幹部（LMT）冠動脈入口部．矢印：大動脈解離内膜破綻部．

E：術中所見．緊急造影CTと同様の所見を認める．

V$_{2-6}$の著明なST上昇，心エコーで左主幹部の虚血に合致する前壁～側壁の壁運動低下，その他にトロポニンIの軽度上昇（0.14 ng/mL）を呈していたことから，左主幹部を責任病変とするST上昇型急性心筋梗塞と診断した．

- 心エコー検査上，心タンポナーデや明瞭な上行大動脈解離所見は認めなかったものの，胸部X線上，縦隔の拡張を認めていたため，AADの有無を調べるために緊急CTを撮像した．その結果，AADとともに，LMosが偽腔から起始していることも判明し，AAD関連LMos血流障害と診断した（右冠動脈入口部は真腔から起始していた）．

J. その他の合併症

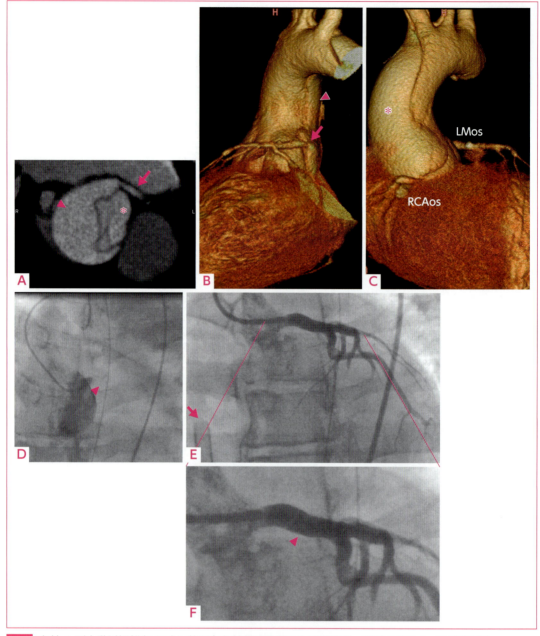

図2 急性A型大動脈解離（AAD）に伴う左主幹部冠動脈の血流障害を一過性に認めた40歳代男性

A-C：緊急造影CT．AADで，左冠動脈が大動脈偽腔，右冠動脈が真腔から起始する．
　　　矢印：左主幹部冠動脈入口部（LMos）．矢頭：大動脈偽腔．＊：大動脈真腔．
D：緊急冠動脈造影．初回診断造影では，左主幹部冠動脈が入口部で完全途絶している（矢頭）．
E-F：ガイディングカテーテル挿入直後の造影（FはEの拡大図）．冠動脈ステント留置を行うべく，ガイディングカテーテルを左冠動脈入口に挿入した直後に冠血流が回復した．しかし，詳細に観察すると，初回造影で途絶した部位に一致して，解離（flap）を認める（矢頭）．矢印：PCPSの一端．

- 心原性ショックに対して，経皮的心肺補助（PCPS）を導入のうえ，緊急外科修復術の準備が整うまで待機する方針としていたが，ST上昇が遷延し，血行動態も不安定であったため，外科手術までのBridge Therapyとして，LMosに冠動脈ステントを留置することにした．
- 図2Dのように，はじめの冠動脈診断造影ではLMosが完全途絶していたが，ガイディングカテーテルを挿入した直後から，LMosの途絶が解除され，末梢まで正常冠血流を認めるようになった．また，当初完全途絶した部位に一致して，解離像（flap）を，ガイディングカテーテルからの造影で認めた（図2F）．
- LMosの血流が回復した機序は不明であるが，偶然にも，ガイディングカテーテルを冠動脈真腔に挿入できたことで，冠血流が回復したのではないかと推察している．この後，まさに冠動脈ステントを留置しようとしていた際，緊急外科修復術の準備が整ったため，ステントを留置せずに緊急外科修復術に移行したが，冠虚血を回避するため，ガイディングカテーテルはLMosに挿入したまま，緊急外科手術室に向かい，手術を行った．
- 残念ながら本例は外科手術後，冠虚血に基づく低拍出症候群をきたし，救命できなかった．

- 症例1，2とも，心原性ショックを伴うACSとして救急搬送され，PCIによる早期血行再建が必要と思われた症例で，AADを診断するために，時間を浪費すると知りつつ，緊急CTを撮像するという判断を下すことに躊躇した症例であった．
- 症例1では，冠虚血が一過性に自然回復し，症例2では，ガイディングカテーテルの挿入により冠動脈真腔が確保され，冠虚血が消退した．AADに関連する冠血流障害を呈する症例の一部では，経時的な真腔と偽腔の血流量のバランスの変化に伴い，冠虚血の増悪と寛解に変動が生じるものと思われるが，通常のACSでは見られない，非常に特徴的な所見である．

C 急性A型大動脈解離（AAD）に合併する冠虚血に対するPCI

- 症例3は，AADに関連したLMosによる虚血に対して，LMosにベアメタルステントを留置した症例である（図3〜5）．
- 60歳代の男性が頻発する心室頻拍，心室細動，ショックの状態で救急外来に搬送された（図3A）．速やかにPCPSを挿入したうえで電気的除細動を数回行い，心室細動が停止し，やや血行動態が改善した時点で心電図を記録することができた（図3B）．心電図上，LMos狭窄に伴うST上昇型急性心筋梗塞と思われ，緊急PCIを施行した（この時点ではAADの関与を疑っておらず，CTは撮像しなかった）．冠動脈造影上，左右冠動脈は血流を維持していたが，LMosに高度狭窄を認めた．
- 次にIVUSを施行した結果，上行大動脈の解離がLMosに延伸する画像が得られ，この時点でようやくAAD関連LMos狭窄の確定診断を得ることができた．本来ならば，救急受診時に正しく診断すべきだが，本例は心室細動を伴う心原性ショックで受診したため，それが叶わなかった．
- 確定診断後に，緊急外科修復術を行うべく準備を進めたが，待機中もST上昇が遷延し，PCPS使用下でも血行動態が不良であったため，外科手術までのBridge Therapyとしてベアメタルステント（4 mm径×12 mm長）をLMosの解離部に留置し，良好に拡張すること

J. その他の合併症

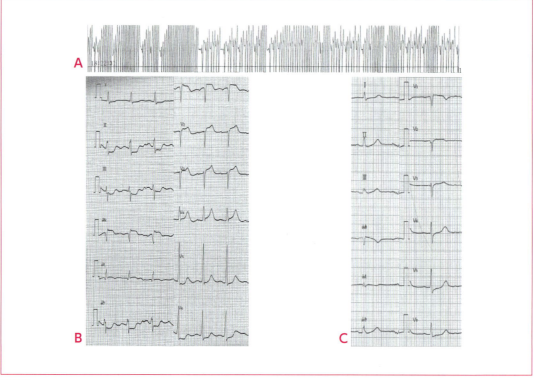

図3 頻発する心室頻拍，心室細動，心原性ショックの状態で救急搬送された60歳代男性①
A：受診時モニター心電図．心室頻拍，心室細動を呈し，頻回の電気的除細動を行っても停止しなかった．
B：PCPS導入後の心電図．aVR，V_{1-4}でST上昇を認め，左主幹部を責任病変とするST上昇型急性心筋梗塞として矛盾しない所見である．
C：図4Dで左主幹部入口部にベアメタルステントを留置した後の心電図．ST上昇所見の消失を認める．

ができた．その直後からST上昇も速やかに解消し，無事に緊急外科手術を行うことが可能となり，救命に成功した．

- このような，AAD関連冠虚血に対する冠動脈ステント留置の是非に関して，定見はない．しかし，AAD関連冠虚血（特にLMos）は，たとえ外科的修復術が成功しても，不可逆的かつ広範な心筋障害を残し，術後生存率を低下させることが知られており，AAD術後の低拍出症候群は，外科マネジメントにおける克服すべき大きな問題となっている[1,2]．

- Neriらは，AAD 211例のうち，24例（11%）に冠虚血を認め，外科手術単独で治療を試みたが，手術開始までの時間の中央値は約4時間と長く，その間に冠虚血が遷延し，結果的に24例の冠虚血併存例のうち，5例（21%）が低拍出症候群から院内死亡に至ったと報告している[2]．

- AAD関連冠虚血の機序が，大動脈壁内の偽腔の拡大や，解離したflapによる冠動脈真腔の圧排によるものであることを考えれば，冠動脈入口部病変の真腔にステントを留置し，その内腔を確保することは理にかなっている．

- 症例3で示したように冠虚血が遷延している場合には，外科修復術へのBridge Therapyとして，速やかにステントを留置したほうが，術前・術後の低拍出症候群を回避できる可能

1. 急性 A 型大動脈解離に合併する冠虚血

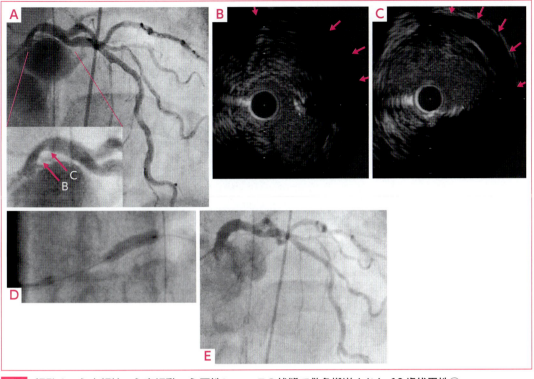

図4 頻発する心室頻拍，心室細動，心原性ショックの状態で救急搬送された60歳代男性②
A：緊急冠動脈造影（straight cranial view）．左主幹部冠動脈入口部に狭窄を認める．
B-C：左主幹部入口部の IVUS 像．矢印の部分において，上行大動脈の解離が左主幹部冠動脈内に進展しつつ，内腔狭窄しており，急性 A 型大動脈解離に伴う左主幹部入口部病変と診断することができる．
D：ベアメタルステント留置（4 mm 径×12 mm 長）．
E：ステント留置後の造影．良好な拡張を得て，末梢血流も良好に保たれている．

性が高いのではないかと思われる．

- 症例3では，周術期のステント血栓症の回避が容易であるように，ベアメタルステントを使用した．ステント留置周囲に動脈硬化性狭窄が顕著である場合を除き，ベアメタルステントで十分に Bridge Therapy としての役割を果たすことができると考えているが，いかなる種類のステント留置が適切なのか，今後の検討が待たれる．

LEVEL UP のためのアドバイス

- 冠動脈ステント留置に関連した手技上の問題として，適切にガイディングカテーテルを大動脈の真腔に導いたうえで，ガイドワイヤーを冠動脈の真腔に挿入することが要求されることはいうまでもない．
- その際，冠動脈入口部病変をガイドワイヤーが通過した後，IVUS を用いてワイヤーの位置が真腔に存在することを確認し，カテーテルから強引な造影剤注入で，解離が延伸することがないように慎重に手技を行いつつ，解離部をステントでカバーする必要がある．
- これらの処置に際して，IVUS を用いることはきわめて有効と思われる．

J. その他の合併症

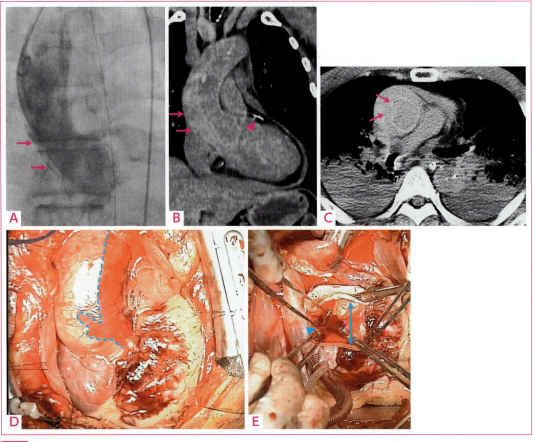

図5 頻発する心室頻拍，心室細動，心原性ショックの状態で救急搬送された60歳代男性③

A：ステント留置直後の大動脈造影．矢印：大動脈解離部．
B-C：ステント留置直後の単純 CT．緊急外科修復術実施前に，大動脈解離の及ぶ範囲を精査する目的で実施した．矢印：大動脈解離部．矢頭：ベアメタルステント．
D：術開始時所見．術前大動脈造影，CTを行ったのと同じ部位に，大動脈解離を認める．青線：大動脈の真腔と偽腔の境界．
E：術中所見．矢印：大動脈解離部．矢頭：偽腔内に形成された血腫．

文 献

1) Imoto K et al：Risk analysis and improvement of strategies in patients who have acute type A aortic dissection with coronary artery dissection. Eur J Cardiothorac Surg **44**：419-424, 2013
2) Neri E et al：Proximal aortic dissection with coronary malperfusion：presentation, management, and outcome. J Thorac Cardiovasc Surg **121**：552-560, 2001
3) Ranasinghe AM et al：Acute aortic dissection. BMJ **343**：d4487, 2011
4) Shapira OM et al：Images in cardiovascular medicine. Functional left main coronary artery obstruction due to aortic dissection. Circulation **98**：278-280, 1998

J その他の合併症

2 造影剤腎症

Essence
- 造影剤腎症の発症は慢性腎臓病とは独立した予後不良因子である．
- 術前腎機能と造影剤腎症発症リスクを評価し，造影剤腎症の予防に努める．

a 造影剤腎症はなぜ問題なのか？

- 造影剤腎症（contrast induced nephropathy：CIN）は急性腎障害（acute kidney injury：AKI）の一亜型（contrast induced acute kidney injury：CI-AKI ともいう）と考えられ，「ヨード造影剤投与後，72時間以内に血清クレアチニン（SCr）値が前値より 0.5 mg/dL 以上 または 25 ％以上増加した場合」とされている[1]．

- 米国心血管データの PCI レジストリーによると，PCI 後の CIN 発症率は7.1 ％で，透析導入が0.3 ％であり，また，術前腎機能［糸球体予備能，推定糸球体濾過量（estimated glomerular filtration rate：eGFR）］の低下とともに CIN 発症が増加する［eGFR ≧ 60（ほぼ正常）：5.2 ％，eGFR 45〜60（軽度低下）：8.0 ％，eGFR 30〜45（中等度低下）：12.9 ％，eGFR ＜ 30（高度低下）：26.6 ％］[2]．そして，CIN を発症した場合，全死亡や心血管イベント（心不全，心筋梗塞，末期腎障害など）の発症が有意に増加する．

- 慢性腎臓病（chronic kidney disease：CKD）🖉は CIN 発症の危険因子であり，それ自体が予後不良因子であるが，CIN の発症は CKD の有無にかかわらず予後不良であるとされる[3]．さらに CIN の重症度（術後の SCr 上昇もしくは eGFR 低下）が大きいほど予後不良である．つまり，CIN の発症予防は生命予後を改善させる可能性がある．

b 発生機序と危険因子

- 造影剤が投与されて，腎血管からの血管拡張物質である一酸化窒素やプロスタグランジンの産生が不十分な場合には腎血管の収縮が誘発され，特に腎髄質の血流低下を招き，低酸素血症による尿細管障害が起こる．また，低酸素血症によりフリーラジカルや活性酸素が発生し，それらが腎尿細管を障害する．さらに，造影剤は直接的に尿細管を障害する（図1）．

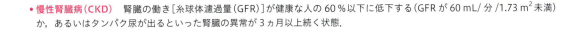

- **慢性腎臓病（CKD）** 腎臓の働き［糸球体濾過量（GFR）］が健康な人の60 ％以下に低下する（GFR が 60 mL/ 分 /1.73 m² 未満）か，あるいはタンパク尿が出るといった腎臓の異常が3ヵ月以上続く状態．

J. その他の合併症

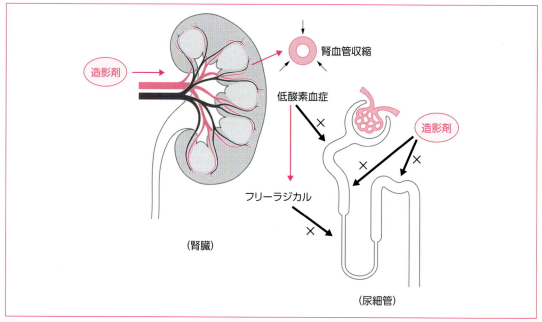

図1 造影剤腎症(CIN)発症機序

[Tumlin J et al：Am J Cardiol **98**(6A)：14K-20K, 2006 を参考に筆者作成]

表1 造影剤腎症(CIN)発症の予測因子をスコア化

危険因子		スコア
収縮期血圧＜80 mmHg		5
大動脈内バルーンポンプ使用		5
心不全の合併(NYHA Ⅲ or Ⅳ)		5
貧血の合併 (ヘマトクリット 男性＜39％, 女性＜36％)		3
年齢＞75歳		4
糖尿病の併存		3
SCr＞1.5 mg/dL		4
eGFR＜60 mL/分/1.73 m²	40〜60	2
	20〜40	4
	＜20	6
造影剤使用量100 mLごとに		1

スコア合計	CINリスク	透析リスク
0〜5	7.5％	0.04％
6〜10	14.0％	0.12％
11〜16	26.1％	1.09％
＞16	57.3％	12.60％

(Mehran R et al：J Am Coll Cardiol **44**：1393-1399, 2004 を参照に筆者作成)

- 表1は5,571人のPCI後患者を後ろ向きに解析し，CIN発症の予測因子をスコア化し検討した結果である[4]．

C 予防法

1）患者背景から術前に腎機能とCIN発症リスクを正しく評価する

- 腎機能評価には，体重・年齢・性別などに左右されやすく信頼性に欠けるSCrではなく，eGFRや推定クレアチニンクリアランス（CrCl）を用いる（計算式は脚注参照）．ST上昇型急性心筋梗塞症例を対象とした筆者らの検討では，eGFR ≦ 43.6 mL/分/1.73 m² でCIN発症を有意に予測した．eGFRは緊急時にも腎機能評価に有用であると考える[3]．

2）腎毒性薬剤を中止する

- 時間的余裕があれば造影剤使用数日前に中止しておく．メトホルミン（ビグアナイド系血糖降下薬）についてはCINによる腎機能低下によりメトホルミンの腎排泄が減少し，乳酸の血中濃度が上昇することで乳酸アシドーシスが起こる．まれではあるが，発症すると予後不良で致死率も高い．可能なら造影剤使用の前後48時間は中止しなければならない．

3）造影剤投与前からの十分な輸液負荷

- 現在，CINの発症予防効果が示された薬物はなく，造影剤投与前からの十分な輸液負荷が唯一確立された方法である．

a）生理食塩水

- 通常0.9％生理食塩水を1 mL/kg/時の量で，造影剤使用前後12時間程度投与することはCIN発症予防効果がある．緊急時には行えないが，待機的冠動脈造影時には有効である．

b）重炭酸ナトリウム（重曹）

- 尿のアルカリ化による酸化ストレス抑制がCIN発症予防の機序とされる．
- 一般的に等張性重炭酸ナトリウムを3 mL/kg/時で造影剤前1時間，1 mL/kg/時で造影剤後6時間投与する．また，緊急PCIの直前に154 mEq/Lの重曹輸液（メイロン）を0.5 mL/kg投与することもCIN発症予防に有用とする報告もある．ただし，生理食塩水輸液と重曹輸液を併用しても併用効果はない．

c）ナトリウム利尿ペプチド（ハンプ）

- Na利尿作用，糸球体輸入動脈拡張作用，抗レニン・抗アルドステロン作用などによる腎保護効果があるが，CIN発症予防効果には否定的な報告が多い．

- **日本人のeGFR計算式** 推定GFR計算式(mL/分/1.73 m²) = 194×SCr$^{-1.094}$×年齢$^{-0.287}$（女性は× 0.739）．
  ※欠点：小柄な高齢者の腎機能を過大評価するおそれがある．
- **日本人の推定CrCl計算式** 推定CrCl計算式(mL/分) = [(140−年齢)×体重(kg)]/[72×SCr(mg/dL)]（女性は×0.85）
  ※欠点：肥満傾向にある人の腎機能を過大評価するおそれがある．

J. その他の合併症

d) N-アセチルシステイン(ムコフィリン),スタチン,アスコルビン酸

- 抗酸化作用による CIN 予防効果が期待される.スタチンとアスコルビン酸による CIN 予防効果は示されていないが,N-アセチルシステインは 600 mg を 1 日 2 回内服することで CIN 発症予防効果ありとの報告がある(ただし必ずしも有効ではない).
- 胃腸障害以外の特別な副作用はないが,苦みがあるので,ジュースなどに混ぜて服用させる(保険適用外).

4) 予防的血液透析はむしろ危険である

- 予防的血液透析は血圧低下や脱水などを生じさせ,腎虚血を悪化させる.また,たとえ造影剤投与と同時に開始したとしても,CIN 発症を軽減できる証拠はない.
- なお,血液濾過に関しては,造影剤使用前 6 時間,使用後 12〜18 時間施行することで非常に高いリスク患者(SCr 3.0〜4.0 mg/dL, eGFR 15〜20 mL/分/1.73 m^2)の死亡率を低下させて術後透析の必要性を減少させるとの報告がある.しかし,推奨されない.

5) 造影剤は低浸透圧非イオン性造影剤を用いて使用量を最小限に抑える

- 種類は,イオン性>非イオン性造影剤,高浸透圧>低浸透圧≧等浸透圧,高粘稠度>低粘稠度,の順に CIN 発症リスクが減少する.なお,日本では高浸透圧造影剤の血管内投与はできない.
- 等浸透圧もしくは低浸透圧非イオン性造影剤を使用する.投与量は,過去の報告で「5×体重(kg)/SCr(mg/dL)(最大量は 300 mL)」までは使用可能とされている.しかし,たとえば体重 60 kg, SCr 2.0 mg/dL の患者では最大使用可能量は 150 mL となり,かなり多い印象である.そのため造影剤使用量(mL)は「PCI 前の eGFR 値 × 2(mL)を限度とする」,推定 CrCl を用いて「推定 CrCl × 3.7(mL)以内とする」などの報告がある.
- 造影剤量削減には,コントロール造影を行わない,バイプレーンの使用,カテーテルのダウンサイジング,パワーインジェクターの導入,PCI 時は IVUS を用いて造影回数を減らす,フレイムレートを 30 コマ/秒とする,撮影 View を限定する,などの工夫をする.

HOW TO　筆者の施設での造影剤腎症(CIN)予防指針

PCI まで時間的余裕があれば危険因子の改善に努める.eGFR < 50 を目安に下記を行う.
① PCI 前後 12 時間　0.9％生理食塩水を 1 mL/kg/時で輸液する.
② ムコフィリン 2 mL(20％)吸入液 1 包　PCI 前日夕,当日朝夕,翌朝の内服
③ PCI 前,メイロン 20 mL(7％)1A ゆっくり静注(急性心筋梗塞時は eGFR < 45 が目安)
④ PCI 中,造影剤使用を最小限に抑える努力をする.ただし,安全を優先させること.
⑤ PCI 翌日,48 時間後,7〜10 日後(外来)に SCr のフォローを必要に応じて行うこと.

2. 造影剤腎症

> **LEVEL UP のためのアドバイス**
> - 虚血性心疾患患者の多くは CKD を合併している．
> - CKD を理由にカテーテル検査治療を行わないということがあってはならない．
> - 造影剤使用量を控えた PCI は安全性が低下していることを認識しなければならない．

文 献

1) 日本腎臓学会，日本医学放射線学会，日本循環器学会（編）：腎障害患者におけるヨード造影剤使用に関するガイドライン 2012，東京医学社，東京，2012
2) Tsai TT et al：Contemporary incidence, predictors, and outcomes of acute kidney injury in patients undergoing percutaneous coronary interventions：insights from the NCDR Cath-PCI Registry. JACC Cardiovasc Interv **7**：1-9, 2014
3) Kume K et al：Impact of contrast-induced acute kidney injury on outcomes in patients with ST-segment elevation myocardial infarction undergoing primary percutaneous coronary intervention. Cardiovasc Revasc Med **14**：253-257, 2013
4) Mehran R et al：A simple risk score for prediction of contrast-induced nephropathy after percutaneous coronary intervention. J Am Coll Cardiol **44**：1393-1399, 2004

J その他の合併症

3 ガイディングカテーテルのキンク

Essence
- カテーテルのキンクは，橈骨動脈アプローチにおいて石灰化や蛇行を認める血管内で強い回転操作を加えた際に起こしやすい．
- キンクは一般的に 0.035 inch ワイヤーの使用や反対方向回転で解除されることが多いが，高度の変形ではスネアでカテーテルを把持する方法やシースレスガイドが必要となることがある．

a 原 因

- 冠動脈カテーテル検査および治療において橈骨動脈アプローチは年々増加の一途をたどっているが，橈骨動脈アプローチでの手技中にカテーテルキンクを経験することはまれではない．
- 発生の原因として主に，①血管の蛇行（特に橈骨動脈アプローチにおいて，肘部の動脈ループ，鎖骨下動脈の高度蛇行，腕頭動脈が大動脈弓の遠位部から分枝），②石灰化，③ 0.035 inch ワイヤーを抜いた状態での過度の回転操作，などがあげられる．

b 予防法

- 診断用カテーテルまたは心臓 CT など事前の検査の際に血管の石灰化と蛇行を把握しておき，それらが高度であれば大腿動脈アプローチも検討する．
- 実際に橈骨動脈アプローチの手技開始後であれば，カテーテル操作中に動脈圧波形が鈍化しないか圧波形に留意する．
- 1:1 のトルクがカテーテル先に伝わっていない状況で，さらに回転操作を加えていかないように注意する．

c 対処術

1）カテーテルキンクの一般的な対処術

- 橈骨動脈アプローチでのマイナーなキンクはよくあるが，たいていは，① 0.035 inch の親水性ワイヤーを入れてカテーテルを伸ばす，②ゆっくり最後に回した方向と反対側に回す，によって解除されることが多い．
- 上腕動脈にキンクができ，ガイディングカテーテルを回しても全体が回転しキンクが解除されない症例では，体外から用手的に，または血圧計でカテーテル先端を圧迫固定し，反対回転のサポートをする方法もある[1]．

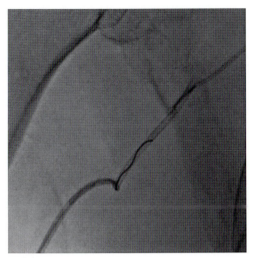

図1 スネア法

右橈骨動脈アプローチ，6 Fr. シース留置，右上腕部で6 Fr. JL40がFFRワイヤーを入れた状態でキンクした症例である．一般的な回転を加えたり0.035 inchワイヤーを入れたりする方法では解除困難であったため，右大腿動脈アプローチを追加し，4 Fr. IMAカテーテルを進め，スネア（EN Snare）でカテーテル先を把持しながら回転操作をサポートした．

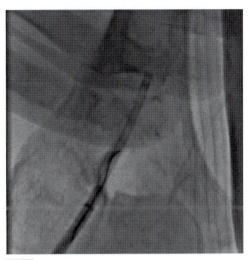

図2 シースレスガイド法

図1と同症例．スネア法が成功せずキンクが解除できなかった．そのため，橈骨動脈側の6 Fr. JL40の手前部をハサミで切断し，6 Fr. シースを抜去，シースレスガイド（Parent Plus60，58 cm）をカテーテルにかぶせて進めると，キンクは進展し解除され，ガイディングカテーテル内に収納，抜去することに成功した．

2）一般的な対処術でキンクが解除できない場合の対処術

- まれに変形がひどく，一般的な方法では解除できない症例も存在する．その際は下記の対処術が報告されている．

a）スネア法

- 別の動脈アプローチを追加（通常は大腿動脈）し，スネアでキンクしているカテーテルの遠位端を掴み，回転操作をサポートする方法である[2]（**図1**）．
- スネアを入れるだけであれば4 Fr. シースで事足りる．

b）セカンドロングシース（ガイディングシース）またはシースレスガイド法

- 同じ橈骨動脈アプローチサイトからより太くて長い2つ目のシース（ガイディングシース）[3]またはシースレスガイド[4]をかぶせる方法である（**図2**）．
- 具体的には，まずキンクしているカテーテルの近位部をハサミで切る．続いて0.035 inchワイヤーなどを入れたうえでシースを抜く．カテーテルに合ったサイズのロングシース（ガイディングシース）またはシースレスガイドを上からかぶせ，キンク部を伸ばす，または覆ってからカテーテルを引き抜く．
- 参考に筆者の施設で使用している診断およびガイディングカテーテルのサイズと経皮的回収法の適合性を**表1**にまとめた．

J. その他の合併症

表1 キンク時に使えるシース（ガイディングシース）およびシースレスガイドのサイズ一覧と経皮的回収法の適合性

製品名		Parent Plus 45 STA（メディキット社）	SheathLess 7.5（朝日インテック社）	6 Fr. シース（メディキット社）	Parent Plus 60 STA（メディキット社）	SheathLess 8.5（朝日インテック社）
種類		ガイディングシース，先端形状ストレート	シースレスガイド	シース	ガイディングシース，先端形状ストレート	シースレスガイド
サイズ	ID（内径）	1.90 mm	2.06 mm	2.19 mm	2.24 mm	2.29 mm
	OD（外径）	2.17 mm	2.49 mm	2.59 mm	2.70 mm	2.80 mm
	長さ	26, 48, 58, 98, 108 cm	26, 48, 58, 98, 108 cm	11, 26 cm	26, 48, 58, 98, 108 cm	26, 48, 58, 98, 108 cm
経皮的回収法の適合性	5 Fr. 診断用カテーテル（グッドマン社）OD：1.67 mm	○	○	○	○	○
	6 Fr. ガイディングカテーテル Launcher（Medtronic社）OD：2.08 mm	×	×	△	○	○

LEVEL UP のためのアドバイス

- 4 Fr. 診断用カテーテルと違い，5 Fr. や6 Fr. ガイディングカテーテルはキンクしづらいが一度キンクすると解除しづらい．その解除にはスネア法ではサポートが不十分なこともあり，その際はオーバーサイズのシース（ガイディングシース）やシースレスガイドを用いる方法はきわめて有用である．

文献

1) Patel T et al：A simple approach for the reduction of knotted coronary catheter in the radial artery during the transradial approach. J Invasive Cardiol **23**：E126-E127, 2011
2) Kim JY et al：Entrapment of a kinked catheter in the radial artery during transradial coronary angiography. J Invasive Cardiol **24**：E3-E4, 2012
3) Leibundgut G et al：Percutaneous retrieval of a twisted guide catheter using a longer second radial sheath. Catheter Cardiovasc interv **83**：560-563, 2014
4) Aminian A et al：Severe catheter kinking and entrapment during transradial coronary angiography：percutaneous retrieval using a sheathless guide catheter. Catheter Cardiovasc Interv **85**：91-94, 2015

J その他の合併症

4 Tornus の合併症

> **Essence**
> - Tornus（トルナス）の合併症のほとんどは抜去困難で，その原因は主にガイドワイヤールーメンの変形，シャフトの破損による冠動脈内でのスタック（進みも抜去もできない状態）である．

- Tornus（トルナス，朝日インテック社製）は，高度石灰化病変や慢性完全閉塞（CTO）病変貫通を目的に開発されたマイクロカテーテル（図1A）であり，償還分類は冠動脈狭窄部貫通用カテーテルに属する．現在使用できる Tornus には 2.1 Fr. の Tornus Pro と 2.6 Fr. の Tornus 88 Flex の 2 種類がある．
- Tornus Pro は直径 0.10 mm のステンレスワイヤーを 10 本（図1B），Tornus 88 Flex は直径 0.18 mm のワイヤーを 8 本（図1C），逆ネジ方向へ螺旋状に編むことにより作製されている．

HOW TO　Tornus の使用法

① 病変を進めるときには反時計方向へ，抜去時には時計方向へ回転させる．
② 反時計方向，時計方向にかかわらず，同じ方向へ Tornus Pro は 40 回転．
※ Tornus 88 Flex は 20 回転連続して回した後は，Tornus から手を離し溜まったトルクを解放しなければならない．
③ このポイントで注意を怠ると重大な合併症を招くことになる（後述）．

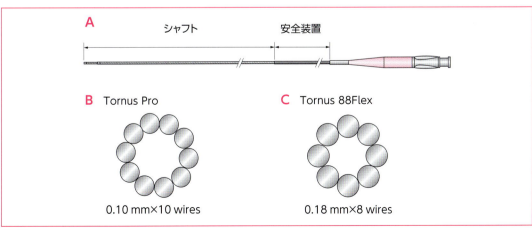

図1　Tornus の構造

J. その他の合併症

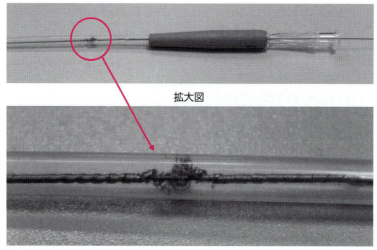

拡大図

図2 安全装置内での破損

- Tornus は次の場合に使用する.
  ① 高度石灰化病変や CTO 病変をガイドワイヤーはクロスできたが，最小径バルーンや Corsair などのマイクロカテーテルが通過不能な場合に石灰化を破砕するとき（ロータブレータが使用できない施設では必要な手技である）.
  ② ロータブレータが必要な場合，病変をガイドワイヤーがクロスしたが，マイクロカテーテルが通過不能なためロータワイヤーに交換したいとき.

a 合併症への対処術

1）安全装置内での破損

- Tornus は溜まったトルクを解放せずに，先端がトラップされた状態で規定回数以上同一方向に回転をかけ続けると安全装置内で破損する（図2）．この状態であれば焦る必要はない．ガイドワイヤーの可動性も保たれているため，トルクデバイスでガイドワイヤー自体が回転することを防ぎながら Tornus に軽くテンションをかけ，時計方向へ回すと抜去できる．

2）シャフト破損

- 安全装置内で破損していることに気づかず反時計回転を加え続けるとシャフト部での破損（図3A）が生じる．シャフトでの破損が発生すると bailout ✎ が厄介である．体外で過回転を加える実験を行うと，シャフトが「くの字」に変形してしまう（図3B）．こうなるとガイドワイヤールーメンが潰れてしまうため，ガイドワイヤーの操作が不能となる．
- 「くの字」にシャフトが変形しても，太い血管であれば新たなガイドワイヤー2〜3本を変形したシャフトの縁を通して末梢に挿入し，Tornus とガイドワイヤーを束ねて時計方向に

- bailout（ベイルアウト）　PCI 合併症を回避すること．本来は飛行機より落下傘で脱出するの意.

4. Tornus の合併症

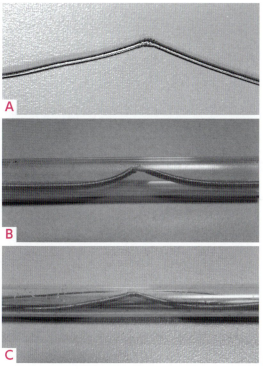

図3 シャフト破損

複数回回転することにより Tornus とガイドワイヤーが絡まり，「くの字」が少し直線状に伸び（図3C），抜去可能なことがある．しかし，Tornus を必要とする状況の血管は径も細く石灰化も強いため，破損した Tornus 周囲に新たなガイドワイヤーが通過できるスペースもない．無理にテンションを加えると破損したステンレススチールが冠動脈損傷を引き起こすリスクが高くなるため，外科的抜去を考慮する（図4）．

LEVEL UP のためのアドバイス

- スタックした Tornus を強く引くと，反動でガイディングカテーテルが冠動脈内に引き込まれ，冠動脈入口部に解離を形成することがあるので注意が必要である．
- Tornus にガイドワイヤーが挿入されていない状態での抜去操作は，血管損傷をきたす可能性があるため絶対に行わない．
    ➡ ガイドワイヤーが Tornus から抜けてしまうと bailout できる可能性は皆無に等しい．

J. その他の合併症

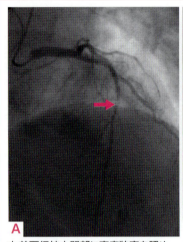
A 左前下行枝中間部に高度狭窄を認める．

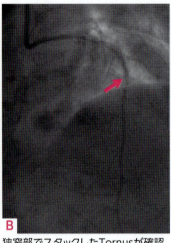
B 狭窄部でスタックしたTornusが確認できる．ガイドワイヤーは抜けてしまっている．

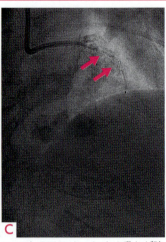
C シャフトのアラインメントの乱れが確認できる．

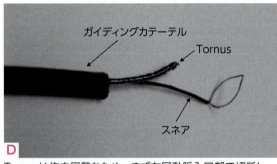
D Tornusは抜去困難なため，まず左冠動脈入口部で切断した．

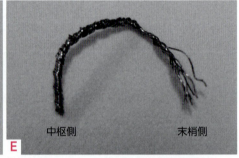
E 前下行枝のTornusは可及的遠位部で切断した．ねじられたステンレススチールが完全に解けている．

図4 Tornusのシャフトが破損した症例

62歳女性，維持透析中．労作性狭心症に対して冠動脈造影を施行したところ，左前下行枝中間部に高度狭窄を認めた（**A**）ためPCIを行った．右正中動脈から7 Fr.のガイディングカテーテルを導入，ガイドワイヤーの通過にもやや難渋した．1.25 mmのバルーンカテーテルも病変を通過できないためTornus（Tornus Proの旧モデル）を使用．規定回数内で反時計回転を行っていたが，安全装置内での破損が認められないにもかかわらず操作困難となった．Tornusにテンションをかけながら時計方向へ回したが，ガイディングカテーテルが反動で冠動脈内に引き込まれるだけであった．同様の操作を繰り返すたびにガイドワイヤーのみ少しずつ抜去されてきてしまった（**B**）．透視像でシャフトが破損していることが明らかである（**C**）．

Tornusの縁から新たなガイドワイヤーを通過させようとしたがスペースがなく困難で，安全装置の部分でTornusとガイドワイヤーを切断し，スネアを冠動脈内の可及的に奥まで挿入しテンションをかけたが抜去不能であった．これ以上の操作は冠動脈損傷を引き起こすと判断し心臓血管外科に相談，開心術となった．外科的にスネアは抜去されたが，Tornusをすべて抜去することは困難なため可及的に遠位部で切断（**D-E**）し，大伏在静脈でバイパスを行い終了した．

K ロータブレーターの合併症

1 発生機序と予防法

> **Essence**
> - ロータブレーターの合併症には，① slow flow/no flow，②冠動脈破裂，③ burr のスタック，④ロータワイヤーのトラップ，⑤ロータブレーターワイヤーの離断，⑥ burr の離断がある．
> - ロータブレーターは高速回転してプラークを研削するデバイスなので，合併症にも特有の機序がある．重篤な病態になることも少なくないので十分な知識を持つことが重要である．

a slow flow/no flow

1) 発生機序

- slow flow/no flow は，病変の切削により生じた粒子による末梢塞栓が原因となり生じる．もともと動物実験で，ロータブレーターにより生じる粒子の大きさは赤血球サイズである直径 10 μm 以下と報告されている[1]．このため冠循環を通過し，静脈系を介して，肝臓，脾臓，肺で捕捉され体外に排泄されると報告されている[2]．
- 筆者は，過去に留置した拡張不十分なステントをロータブレーターで切削する必要がある症例を経験している．その際，事前に実験モデルで，ステントを長軸方向に 1 cm ほど切削する実験を行った．このときに切削片を回収して数とサイズを測定したところ，直径が 5〜6 μm の均一な粒子が 600 個ほど得られた[3]．この実験からもロータブレーターで切削されたプラークから生じる粒子は冠循環を通過できるサイズである可能性が高い．
- しかし，それでもなお冠循環（微小循環）障害が起こる理由として，推測ではあるが，切削片は赤血球のように形状を変えて毛細血管床を通過することができず，微小循環の通過に時間を要したり，一部の大きめのものは通過できない可能性がある．また，冠循環障害の影響で，二次的に冠攣縮誘発を生じている可能性もある．さらには，冠循環障害に伴う心機能低下に伴い冠灌流圧が低下し，さらなる冠循環障害が引き起こされている可能性もある．経験上，単位時間あたりの切削量が多く，受ける側の冠微小血管床の排泄機能を上回った場合に生じると考えられる．

2) 予防法

- 1 回の切削時間は 10 秒程度に留めて単位時間量の切削量を少なくすること，必要に応じてニトロプルシドやニコランジル等の冠微小血管床を拡張する薬剤の投与，カテコラミン等を使用して血圧を 140 mmHg 程度に維持することなどで予防できる．また，助手は，10 秒の切削中に，10 mL の生理食塩水でフラッシュを行い，切削片を強制的に末梢へ順次洗

K. ロータブレーターの合併症

い流すことも重要である．

- 持続的なニコランジルの投与が slow flow の頻度を軽減させたとの報告があるので[4]，筆者の施設ではロータカクテルにはニコランジルも追加している．その組成は，生理食塩水 1,000 mL，ヘパリン 20,000 IU，ニコランジル 12 mg（1 A），ベラパミル 5 mg（1 A）にしている．

b 冠動脈破裂

1）発生機序

- burr で冠動脈の外膜部を越えて切削することにより生じる．この機序としては，以下の4つが考えられる．
  ① 高度の屈曲病変の場合，通常はワイヤーバイアスで内弯側にあるプラークを切除する機序が働くが，それを越えて，より内弯側にプラーク部やその前後部で外膜部を越えて切除した場合．
  ② 強い力で burr をプラークに押し付けた場合，ワイヤーバイアスが維持できず burr が健常部の大弯側にシフトし外膜部を越えて切削した場合．
  ③ ②と一連の機序であることが多いが，burr の軌道が大きく変わる場合に burr がワイヤーを離断してしまい，burr がコントロールを失い血管外に飛び出してしまった場合．
  ④ 血管サイズに比して大きな burr を使用した場合．

2）予防法

- ①は，ロタフロッピーワイヤーを使用することである．ロタワイヤーの留置位置も重要である．通常はワイヤーバイアスを十分に活用し，よりプラーク側の内弯側を切削するために，できるだけ奥にワイヤーの先端を留置するが，この場合は逆に内弯側に過度にバイアスがかかるのを予防するために，ロタワイヤーは，幾分浅目に入れる．また，遠位部で他の側枝の選択が可能であり，ワイヤーバイアスが緩めになるのであれば，その側枝にワイヤーを進める．切削するプラークの手前に高度屈曲病変がある場合は，GuideLiner（日本ライフライン社製）等のガイドエクステンションシステムや子カテを使用して，手前の屈曲部を保護して burr を進めることを考慮する．なお，GuideLiner でロータブレーションを行う場合は，GuideLiner のブレード部とロタワイヤーに1つでも屈曲（ツイスト）があれば，burr が進んでいかないので，ツイストが生じないように心がける．
- ②と③は，burr の通過が困難なときに，強く押すと生じる．このときに大弯側を過度に切削したり，ロタワイヤーが離断して，burr が大弯側から冠動脈外に飛び出ることもある．burr が通過しないときには過度に強く押さないことである．通過できない場合は，早目に burr のサイズダウンを行うか，バルーン拡張に切り替える．2 mm 程度のバルーンなら高圧拡張でも大きな解離が生じず，拡張できなくても再度 burr による切削を行うと切削面が変わり切削できることが多い．

- burr（バー）　ロータブレーターの先端に付いているラグビーボール型の金属球．

- ④は，冠動脈造影と IVUS の読みが重要である．造影でロタワイヤーのワイヤーバイアスを確認したり，IVUS を 1 mm の burr に見立ててバイアスを視認し，適切な burr のサイズ選択を行う．なお，IVUS や光干渉断層法（OCT）のカテーテルを burr に見立ててバイアスを見るときは，イメージングカテーテルを押して進めた状態だとイメージングとワイヤーが離れてバイアスを正確に評価できないので，イメージングカテーテルを進めた後に，適度に引いて評価する．また，burr で切削を行うと，徐々にワイヤーは内弯側に偏位するので，このワイヤーバイアスのシフトも頭に入れることが重要である．

c burr のスタック

1）発生機序

- burr のスタックには 2 種類ある．①狭窄病変そのものに捕捉される場合，②狭窄部を越えて burr がジャンプインし，burr が戻ってくるときに狭窄部を通過できず戻れない場合，である．
- **①の場合のスタックの機序**：burr で切削するときは，病変との接触で burr の回転を止める力が働く．この力が大きい場合は，安全装置である burr の回転を止めるストール機能により，burr の回転が病変部で止まる．強い力が働いた状況なので burr が病変部に捕捉されている場合が多い．また，burr を押し進めるルートより，引き戻すルートはプラーク側の内弯側にシフトするので，用手的に引っ張るとさらに病変内に入り込み抜去困難となる．
- **②の場合のスタックの機序**：病変の切削時に burr を強く押しすぎて，病変部の切削が不十分な状況で burr がジャンプインして，病変部を越えた場合に生じる．病変部の内腔がまだ十分に切削されておらず，また上述の burr を押し進めるルートより，引き戻すルートはより内弯側にシフトするので，burr の近位部がプラークの出口部位に引っかかり抜去困難となる．

2）予防法

- 予防法は，やはり切削時に burr を強く押さないことであり，回転数の低下を 5,000 rpm 以内に留めることである．
- ポイントは，毎回の症例ごとに意識して，5,000 rpm の低下がどの程度の押しで生じるのか，切削時の音がどの程度変化するのかを認識することである．高速回転でも病変を切削できないときに，強く押してしまい，burr スタックが生じる．早めに，burr のサイズダウンや新しい burr への変更，一度切削を中止しバルーン拡張を行ってプラークの形状を変えて再度切削を行う等の対処法がある．
- burr の回転は，burr が病変より近位部に戻るまでは，不用意に止めないことも重要である．

d ロタワイヤーのトラップ

1）発生機序

- ロタワイヤーのトラップはまれである．筆者らが経験したのは切削が終了し，助手がダイナグライドモードで burr を抜去した後に生じた．振り返ると，ダイナグライドモード

K. ロータブレーターの合併症

でロータワイヤーを抜くときに，アドバンサーを手で高く持ち上げてしまいロータワイヤークリップ（バタフライ）が，フリーとなってくるくると回り，ロータワイヤーの先端が冠動脈遠位部に回転して食い込んだために生じたものと思われた．ロータワイヤートラップは，一般にダイナグライドモードでロータワイヤーを抜くときに生じることが多いとされている．

2）予防法
- アドバンサーのロック解除を行いダイナグライドモードでロータワイヤーを抜くときは，ロータワイヤークリップがフリーにならないようにすることである．筆者はこれに気をつけるようになってからは1例も経験していない．

e ロータワイヤーの離断

1）発生機序
- 右冠動脈近位部（Segment1）や左回旋枝近位部（Segment11）等の屈曲部直後にある病変の切削時に起こることが多い．屈曲部直後に病変があるため burr が内弯側にシフトできず，同部位で曲がっているロータワイヤーを離断する．比較的容易に切れることが多い．

2）予防法
- このような病変形態のときは，サポート力のあるロータワイヤーのほうが，同部位での曲がりが少なく推奨される．低速回転で長時間切削する slow bumping のほうが，burr のブレが少ないので，この状況では適している．
- 切削時は，ワイヤー離断のリスクを考慮し，burr の挙動に注視しながら慎重に切削を行う．切削できなければ，径2mm 程度のバルーンで拡張し，冠動脈の屈曲部と病変の始まり部分との角度を緩くして，再度 burr による切削に戻る．

f burr の離断

1）発生機序
- burr とドライブシャフトは別構造であり，特殊な糊で接合されており，過度の力が接合部にかかると離断が生じる．このときにロータワイヤーまで離断されることもある．
- 筆者らは今まで，3例の burr の離断を経験しており，2例はロータワイヤーまで離断し，1例はワイヤー離断を生じなかった．後述するが，ワイヤー離断を合併しない場合は，burr を回収できる可能性が高い．離断の原因となる burr とドライブシャフトの接合部に過度の力がかかる機序は，以下の2つがあると考える．
    - ①プラークに burr がスタックして再度回転させたとき．
    - ②ステント内等で burr を回転させながら通過するときに，burr とドライブシャフトの接合部に進行方向とは異なるベクトルに過度の屈曲を生じたとき．

2）予防法
- ①に関しては，「c．burr のスタック」で記載したように，離断を防ぐためには burr が病変

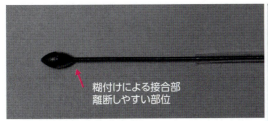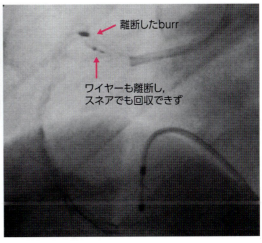

図1 burrとドライブシャフトの離断

にスタックされてもburrを再度回転させないことである．筆者らが経験した1例は，高度石灰化の右冠動脈近位部の屈曲部病変で，バルーン拡張できず，径125 mmのburrで切削を試みたが，burrがこのプラークを切削しているときに病変にスタックした（ストール機能でburrの回転が止まった）．用手的には抜去困難であり，burrがスタックされたときはダイナグライドモードや低速で再度回転させると抜けるとの報告もあり，再度回転させたときに，離断が生じた（図1）．ロータワイヤーも同部位で離断しており，スネア等でのburrの回収は困難であった．冠血流は保たれていたが，高度石灰化3枝病変であり，心臓外科に緊急冠動脈バイパス術を行ってもらい，ロータワイヤーは右冠動脈バイパス吻合部から回収できた．

- ②に関しては，ステント内でburrを回転させて進めるときは，過度の力がburrとドライブシャフトの接合部にかかることを認識し，回転数の低下，特にステントとの接触により生じる音の変化には細心の注意を払うことである．
- 筆者の施設で経験した2例は，いずれも前方起始の右冠動脈近位部にステントが留置されており，それを越えて遠位部の切削を行うときに生じた．いずれもガイディングカテーテルを出た直後で前から横方向へのカーブが存在し，burrとドライブシャフトの接合部に過度に横向きの曲がりが加わる状況にあった．通常の冠動脈であれば幾分柔軟性があるが，ステント内では横向きの力が緩和されない．ステントを通過するときにburrを回転させながら，幾分ステントに当たりながら（削りながら）進めていった．これは，用手的に持っていくと進まないことも多く，また進めることができても引き戻せない可能性があったからである．結局，burrとドライブシャフトの接合部で過度の屈曲が維持された状態での回転であり，容易に同部位で捻じ切れてしまった．ただ，過去の経験から離断のリスクを認識し回転数の低下に注意していたので早く気づくことができ，ワイヤーの離断までは生じず，離断したburrを回収できた．
- このような状況では，GuideLiner 7 Fr.（日本ライフライン社製）等を使用した子カテ法で，ステントにburrが当たることを避けてburrの通過を行うことでも予防できるかもしれない．

> **LEVEL UP のためのアドバイス**
> - ロータブレーターの施行件数は，全 PCI 件数の数％で，なおかつこれらの合併症が生じる確率も低いので，あまり経験することはないかもしれない．ただ，一旦これらの合併症が生じると，重篤な病態が生じることになり，外科的なサポートが必要となることも少なくない．ロータブレーターの施行施設基準は緩和されたが，いつもこれらの合併症が生じうることを念頭に置いて，迅速な対応ができるようにしておかないといけない．
> - 特に経験数が少ないうちは，石灰化の有無だけでなく，屈曲や血管径などの形態的特徴，使用するデバイスなども，あらかじめ慎重に検討したうえで施行することが必要である．

文 献

1) Hansen DD et al：Rotational atherectomy in atherosclerotic rabbit iliac arteries. Am Heart J **115**：160-165, 1988
2) Hansen DD et al：Rotational endarterectomy in normal canine coronary arteries：preliminary report. J Am Coll Cardiol **11**：1073-1077, 1988
3) Okamura A et al：Rotational atherectomy is useful to treat restenosis lesions due to crush of sirolimus-eluting stent implanted on severe calcified lesions：Experimental study and initial clinical experience. J Invasive Cardiol **21**：E191-E196, 2009
4) Matsuo H et al：Prevention of no-reflow/slow-flow phenomenon during rotational atherectomy – a prospective randomized study comparing intracoronary continuous infusion of verapamil and nicorandil. Am Heart J **154**：994.e1-6, 2007

K ロータブレーターの合併症

2 対処術　　a slow flow/no flow

Essence

- slow flow/no flow を生じた場合は，まずはカテコラミンを投与して血圧を維持し，脳循環を含めた体循環の維持を目指す．
- カテコラミンで血圧の維持（目安として 80 mmHg 以上）が困難であれば，大動脈内バルーンポンプ（IABP）の挿入を考慮する．
- 血圧の維持が可能であれば，slow flow/no flow そのものの処置に移行する．これは，病変部を拡張し，血栓吸引カテーテルによる塞栓子の回収と，微小循環拡張薬（ニトロプルシドやニコランジルの選択的投与）を行う．

a 脳循環を含めた体循環の維持

- slow flow/no flow を生じた場合は，血圧を維持して，まず脳循環を含めた体循環の維持を優先する．
- 筆者の施設では，ロータブレーションを行う場合は，生理食塩水 100 mL で約 100 倍に希釈したノルアドレナリン 1 A（1 mg）を，大腿静脈からの中心ルートか，末梢ルートに接続しておき，burr の切削中に 2〜3 mL ほどを 3〜5 分間隔で投与して血圧を 140 mmHg 程度に維持している．このため，slow flow/no flow を生じ血圧が低下した場合は，まずこの 100 倍希釈のノルアドレナリン 5 mL ほどを必要に応じて数回投与し，血圧の維持を目指す．また，血圧が 80 mmHg を維持できていれば，burr を抜去し，マイクロカテーテルを進めて，簡易的に微小循環拡張薬（ニトロプルシド：1 回の冠注量 0.03 mg 程度）の投与を行う．ただし，後述のように，重度の flow の低下時は，心外膜下の冠動脈本幹内に塞栓子が残存していると推測し，バルーンで病変を拡張して，血栓吸引カテーテルで塞栓子を回収し，このカテーテルからニトロプルシドを投与するようにしている．これで血圧の維持（目安として 80 mmHg 以上）が困難であれば，ためらわずに大動脈内バルーンポンプ（IABP）を挿入する．
- IABP は，systolic unloading と diastolic augmentation の機序から，体血圧の維持と冠循環の維持に有効であり，ロータブレーション時の slow flow/no flow 時には非常に有効である．ただし，大動脈弁閉鎖不全症が中等度以上であるときは，IABP により大動脈弁閉鎖不全症が増悪するので，経皮的心肺補助（PCPS）を要する可能性がある．
- PCPS は必要があれば挿入をためらうべきではないが，心臓に対する後負荷の増大と，下肢阻血や出血の合併症を念頭に使用すべきである．このため中等度の大動脈弁閉鎖不全症を認める場合は，できれば補助循環デバイスを使用しなくて済むように，burr のサイズを

含め切削量が少なくなるような手技を心がける．日本ではまだ保険承認されていないが，IMPELLA（日本アビオメッド社製）を使用することも有効であると思われる．

b slow flow/no flow への対処術

- slow flow/no flow の処置は，残存塞栓子の回収と微小循環拡張薬の投与である．slow flow/no flow が軽度なものと重度なもので対応は異なる．

1）slow flow/no flow が軽度の場合

- slow flow が軽度のものであれば，ロータブレーションの継続も考え，ガイディングカテーテルからニトロプルシドの投与を行う．これによりST上昇が速やかに改善してflowも改善した場合は，まだ幾分はburrによる切削の継続は可能かもしれない．あえて行うのであれば，助手にフラッシュの生理食塩水10 mLに造影剤1〜2 mLを入れてもらいflowをある程度確認しながら，burrの押しを弱くして，1回の切削は10秒以内に留め，単位時間内の切削量は少なくなるような手技を行う．
- burrの切削は継続したいが，slow flowを再度生じる可能性が高ければ，ひとまずburrを抜去し，2 mm程度の径のバルーンで拡張し，バルーンの拡張不全部があれば，再度ロータブレーションを行いburrの切削が本当に必要な拡張不良部のみを切削することも考慮する．
- 前述のIABPを挿入すれば，ロータブレーションの継続はある程度可能になる．

2）slow flow/no flow が重度の場合

- slow flowが重度，いわゆるno flowのように切削部あたりから先のflowが認められなければ，前述のカテコラミンとIABPによる血圧維持を行いながら，flowの改善を目指すことになる．
- 時にflowの低下が塞栓症でなく，冠動脈の解離によることもあるが，ロータブレーションを行う病変にIVUSの通過は困難であり，その時間的な余裕もあまりない．そのため，下記の2 mm程度の小径バルーンによる拡張を優先する．また，さらなる塞栓症を防ぐことも念頭に，心外膜下の冠動脈本幹内に残存している塞栓子を回収した後にニトロプルシドを投与するほうがよい．

HOW TO 塞栓子回収後のニトロプルシド投与法

①各種デバイスのデリバリーが容易になるので，まずマイクロカテーテルで，0.014 inchのワイヤーに変更し，径2 mm程度のバルーンで病変部を拡張する．このときに病変を拡張することは重要であり，必要に応じてノンコンプライアントバルーンやスコアリングバルーンを使用し，病変の拡張に努める．

②この後，進められそうであれば6 Fr.の血栓吸引カテーテルを進める．この手技のポイントは，この吸引カテーテルで，残存塞栓子の回収，冠拡張薬の投与と確認造影をすべて行うことである．できれば狭窄部を越えて，吸引カテーテルを進め，吸引を行う．手前までしか進まなくても，吸

引を行う．これは，重度の血流阻害があれば，うっ滞している心外膜下冠動脈内にも塞栓子が残存している可能性が高く，二次的な塞栓症を防ぐ目的がある．
③ その後，この吸引カテーテルからニトロプルシドを選択的に投与して，幾分手前に引いて生理食塩水 10 mL ほどでフラッシュを十分に行い，1〜2 分ほどの間隔を空けて，このカテーテルから選択的に造影を行う．これで，末梢も明確に視認でき，ST 上昇と wash out を確認して，ニトロプルシドの追加の必要性を判断する．ニコランジルの選択的投与は心室細動を誘発することがあり，注意が必要である．より微小循環の拡張作用が強いニトロプルシドを使用したほうがよい．
④ ニトロプルシドによる血圧の低下は上述のノルアドレナリンでコントロールが可能である．なお，病変部が径 2 mm 程度のバルーンで拡張が困難であれば，手前からマイクロカテーテルを使用しニトロプルシドを投与する．このときは，残存病変の拡張のためには再度 1.25 mm 程度の小径の burr による切削を行う必要があるので，IABP を挿入し，手技を継続するかを見極める．

LEVEL UP のためのアドバイス

- ロータブレーターの回転数によって，slow flow/no flow の頻度や程度に差があるという報告はないが，1 回の切削量が過剰になると，slow flow/no flow が生じやすいので，1 回の切削時間は 10 秒以内程度にすべきである．
- slow flow/no flow が生じたら，ただちにニトロプルシドの選択的投与を行う．
- slow flow/no flow が生じたら，とにかく血圧を維持することが必要である．通常 100 倍希釈のノルアドレナリンを用意して，適宜注射して血圧を 80 mmHg 以上に保つ．血圧の維持が難しい場合は，IABP 等の補助循環も早い時期から考慮しておくべきである．

K ロータブレーターの合併症

2 対処術　b 冠動脈破裂

Essence
- ロータブレーターによる冠動脈破裂の発生率は0.4～1.3％と報告されている．
- ロータブレーターによって生じる冠動脈破裂はガイドワイヤーによるものと違い，急激な出血，心タンポナーデを伴うことが多い．

- PCIにおける冠動脈破裂の発生頻度は1％以下であり，ガイドワイヤー，経皮的古典的バルーン血管形成術（POBA），方向性冠動脈粥腫切除術（DCA），ELCA，ロータブレーター等いろいろな状況で起こりうる．
- ロータブレーターはその中でも冠動脈破裂の頻度の高いデバイスであり，発生率は0.4～1.3％と報告されている[1-3]．ロータブレーターによって生じる冠動脈破裂はガイドワイヤーによるものと違い，急激な出血，心タンポナーデを伴うことが多いため，対処法を十分に理解し，かつ，冷静に対処することが重要である．
- ロータブレーターを施行する際は破裂が起こりうるものだと理解し，外科的手術を施行しなくてはならない可能性も考え，常に外科と相談できる環境で施行することが必要である．

a 対処術（図1）

① まずは病変のシールドを行う必要がある．長時間の拡張が必要なため通常のバルーンでは虚血の問題が生じるので，パーフュージョンバルーン（Ryusei，カネカメディックス社製）の使用が必要である．ただし，ロータブレーターを使用する病変であるため，パーフュージョンバルーンが破裂部位まで通過するのに時間がかかる場合もある．また，迅速性の問題からも，まずは，通常のバルーンで止血を図っておき，別の動脈部位を穿刺し，ダブルガイディングカテーテルとして，追加したガイディングカテーテルのほうからパーフュージョンバルーンを持っていき，カテーテル先端まで持っていった後，通常のバルーンをdeflationし，交換する方法が妥当である．

② 同時に心エコーを施行し，心嚢液，心タンポナーデの有無，程度を確認し，必要であれば心嚢ドレナージを施行する．

③ 血行動態を安定させるため，大動脈内バルーンポンプ（IABP），人工呼吸管理，経皮的心肺補助（PCPS）も躊躇なく施行する．

④ 心臓血管外科に連絡し，緊急手術の適応をハートチームにて考慮する．

⑤ 緊急手術が難しい場合，また，適応でない場合は，カバードステントを使用するが，パーフュージョンバルーンと同様に通過が困難であることが予想できるためダブルガイディング法の使用が妥当である．

2．対処術 - b 冠動脈破裂

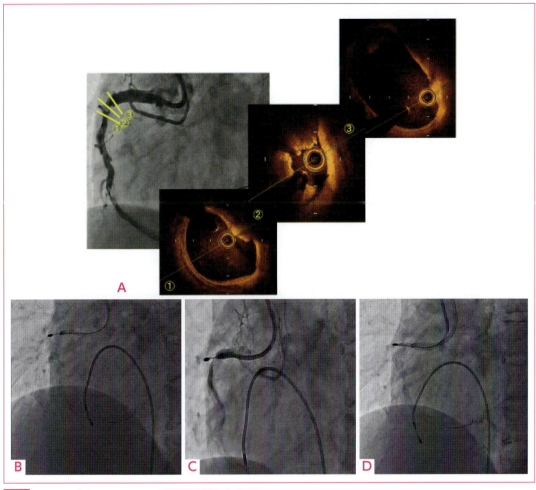

図1 ロータブレーターにより冠動脈破裂した症例
A：光干渉断層法（OCT）にて右冠動脈にやや偏心性の高度石灰化病変を認めたため，ロータブレーターを施行する方針とした．
B：1.75 mm burr によるアブレーション施行，最大 10,000 回転ダウンした後 burr が血管を突き抜けた．
C：幸い，造影上，明らかな血管外の造影剤の漏出を認めなかった．
D：手術できない場合や血行動態の破綻に備えて，ダブルガイディングカテーテルとした．最終的には心臓血管外科で緊急手術となった．

⑥破裂部位がかなり末梢の場合はコイル等による塞栓術も考慮する．
⑦プロタミンによるヘパリン中和には細心の注意が必要である．効きすぎると血栓形成を促し，より状況を悪化させることがある．どうしても止血に難渋する場合に，活性凝固時間（ACT）150～200 秒程度を目標にプロタミンにてヘパリンを reverse する．また，長時間バルーン拡張する際は，ガイディングカテーテルでの血栓形成のリスクがあるため，カテーテルのエンゲージをはずし，3～5 分程度に 1 回はヘパリン生理食塩水でフラッシュすることが重要である．

LEVEL UP のためのアドバイス

- ロータブレーターの冠動脈破裂は血行動態の破綻をきたすことが多いので，迅速な処置が必要である．
- バルーンによる止血，心タンポナーデの解除，サポートデバイスの挿入と同時進行で迅速に行うことが大切である．
- 心臓血管外科的治療が better と判断した場合は速やかに移行するべきである．

文 献

1) Ellis SG et al：Increased coronary perforation in the new device era. Incidence, classification, management and outcome. Circulation **90**：2725-2730, 1994
2) Gruberg L et al：Incidence, management and outcome of coronary artery perforation during percutaneous coronary intervention. Am J Cardiol **86**：680-682, 2000
3) Stankovic G et al：Incidence, predictors, in-hospital, and late outcomes of coronary artery perforations. Am J Cardiol **93**：213-216, 2004

K ロータブレーターの合併症

2 対処術　c スタック

Essence
- burr が病変内でスタックした場合，再回転すると burr が離断する危険がある．
- 子カテを病変近くまで挿入し，用手的に引き抜くようにする．
- burr が病変部を越えてスタックして戻せなくなったときは，他のデバイスで何とか病変を広げて抜くしかない．

a 狭窄病変そのものに捕捉された burr スタックの対処術

1) 用手的に burr を引っ張る方法

- burr が狭窄病変そのものに捕捉された場合にまず行うことは，そこで回転させずに用手的に burr を引っ張ることである．ダイナグライドモードや低速で回転させると抜けるとの報告もあり，実際に筆者もその方法で回収できたこともある．しかし逆に，burr とドライブシャフトの接合部が捻じ切れて，ロータワイヤーも同部位で切れてしまい burr と切れたワイヤーが回収できなかったこともあり，一概に推奨できない．もともと burr とドライブシャフトは別構造であり，特殊な糊で接合されているので，同部位の離断は生じやすい可能性がある．このため，近年では burr がスタックした場合にその部位で burr を回転させて抜くことは行わなくなった．

2) 子カテによる回収法

- 用手的に引っ張っても抜けないことは時に経験する．これは，burr を引く動作と burr を進める動作では，引く動作のほうがより内弯側にシフトするために，プラークに burr の近位部がめり込んでいき，抜けない状況となる．また，強く引っ張ると，burr のスタック部とガイディングカテーテル間の冠動脈が短縮し，胸痛の誘発や冠動脈損傷のリスクがある．
- burr のスタック部が冠動脈の近位部にあり，冠動脈の血管内腔が十分あれば，ガイディングカテーテルや子カテを burr のスタック部近傍まで進める方法もあるが，子カテがより安全で有効である（図 1）．
- この方法は，まず，アドバンサーの先端部で，保護シースとドライブシャフトとロータワイヤーをまとめてハサミで切断する．この後，保護シースを抜去し，ドライブシャフトに 4 Fr. か 5 Fr. のストレートの子カテを挿入し，burr を覆うように子カテを進める．burr のシャフトを引っ張るとさらに子カテが進み，burr を覆うか，プラークに対する burr の当たりが変わり，子カテごと burr を抜くことができる．子カテを進めることで，burr から

K. ロータブレーターの合併症

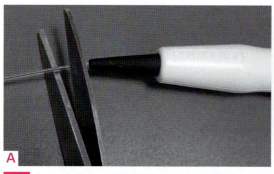
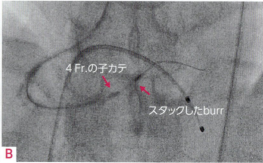

図1 burrのスタック時の子カテによる回収法
A：同部位でワイヤーごとすべて離断する．保護シースを抜去し，ドライブシャフトに，4 Fr. か 5 Fr. の子カテを入れて burr のスタック部まで進める．
B：4 Fr. の子カテをスタックした burr まで進めて引っ張ると抜去できた．

もともとのガイディングカテーテル間の冠動脈の短縮を生じることなく，強く引っ張れるメリットもある．

■b 狭窄部を越えて burr がジャンプインし，狭窄部を越えた遠位側での burr スタックの対処術

- burr が狭窄病変を越えてスタックする機序は，一度 burr が狭窄部を通過しているので，狭窄部には細いドライブシャフトがあり，狭窄部の遠位部で burr が狭窄部に引っかかっている状況である．burr を用手的に引っ張っても，より内弯側にシフトするので抜去できず，burr の後ろ半分にはダイヤモンドコーティングがされてないので，burr を再度回転させても，遠位狭窄部を切削することができず，抜去できる可能性は低い．
- まずは，もう 1 本のワイヤーを何とか狭窄部に通過させてバルーンカテーテルを通し，狭窄部を拡張し，内腔を確保して，burr を引き戻す方法が有効である．

LEVEL UP のためのアドバイス

- burr が病変部でスタックしてしまった場合は，再回転させずに用手的に引き抜く．
- 単に引っ張るだけで抜去できない場合は，ロータブレーターのシャフトを切断して，それをガイドにして子カテを病変部まで挿入して，子カテごと引き抜く．
- burr が狭窄部より遠位部で回転が止まり，動かなくなった場合は，何とかもう 1 本ガイドワイヤーを通し，バルーンカテーテルで病変を少しでも広げて，狭窄を広げてから引き抜く．
- どうしても抜去できない場合は，外科的抜去も考慮する．

K ロータブレーターの合併症

2 対処術　d その他

Essence

- 冠動脈破裂，ロータブレーターワイヤーの離断，burrの離断も，予測と早く気づくことが重要である．
- 冠動脈破裂が生じた場合は，①バルーンカテーテルによる長時間拡張，②カバードステント留置，の順で止血法を考える．
- 早く気づくことで，ロータブレーターワイヤーの離断は冠動脈破裂の合併を，burrの離断はワイヤーの離断の合併を予防できる．

- その他の合併症への対処術として，①冠動脈破裂，②ロータワイヤートラップ，③ロータブレーターワイヤーの離断，④burrの離断について述べる．

a ロータブレーターによる切削中の冠動脈破裂

- 冠動脈破裂は「K-2-b 冠動脈破裂」でも詳述されており，重複するところもあるが，筆者らの経験に基づいて以下に述べる．
- 冠動脈破裂は，早く気づくことが重要である．筆者の施設では，助手が10秒の切削中に，10 mLの生理食塩水でフラッシュを行っているが，切削中に穿孔のリスクがある症例では，この10 mLの生理食塩水に1 mLの造影剤を混ぜるようにしている．これにより早期に破裂を認識できる可能性が高くなる（図1）．
- 破裂が確認された場合は，もともと石灰化病変なので通過性がよいバルーンによる止血を第一優先に考える．ロータワイヤーの離断がなければ，そのワイヤーでバルーンを持ち込み止血し，ロータワイヤー離断を生じていれば，通常のワイヤーを通過させて，バルーンでの止血を行う．その後，動脈のアクセスルートをもう1本確保し，ダブルガイドシステムにして，もう1本通常のワイヤーを通過させて，このワイヤーで灌流型バルーンの持ち込みを行い20～30分間の止血を試みる．なお，活性凝固時間（ACT）はプロタミンで中和し，160秒以下にコントロールする．また止血バルーンは，造影で漏れがないことを確認しながら，2～0気圧程度の最小限の圧で拡張する．これは病変の過拡張に伴う出血の助長を避け，ある程度ACTコントロール後の血液が染み込んで，穿孔部への血栓の形成を促す意味がある．また，バルーン拡張中に心エコーで心嚢液貯留の確認を行い，心嚢穿刺の必要性を確認する．
- このバルーン止血で止血できない場合や，破裂部位が大きく止血が困難であると考えられる場合は，カバードステントの留置を考慮する．このカバードステントはプロファイルが大きく，以下の手技で行うことが推奨される．ダブルガイドシステムで，止血のバルーン

K. ロータブレーターの合併症

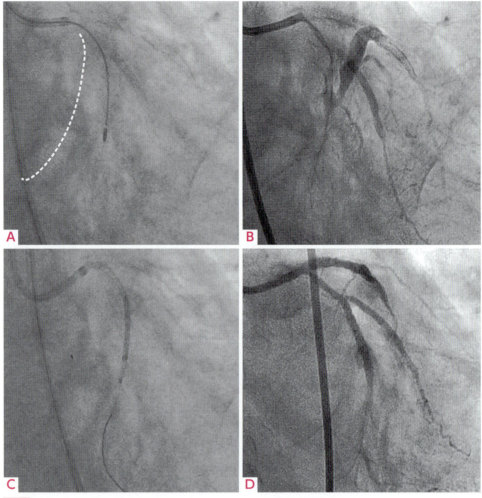

図1 フラッシュ液に少量の造影剤を混ぜると早期に破裂を視認できる

A：破裂リスクのある左回旋枝の小血管病変を 1.25 mm burr で切削中に，フラッシュ液で薄めた造影剤で，冠静脈洞が描出された．
B：すぐに切削を中止し，ガイディングカテーテルからの造影で，冠静脈洞の破裂を認めた．
C：6 Fr. 対応の GuideLiner でカバードステントをデリバリーした．
D：カバードステントでの止血を確認した．

で止血を継続し，もう1つのガイディングカテーテルから，もう1本のワイヤーを破裂部を越えて通過させる（ワイヤー通過時に一時的にバルーンを収縮させる）．このワイヤーにカバードステントを乗せて穿孔部手前まで進めたら，止血のバルーンを収縮させて遠位部に進めてバルーンを再度拡張し，カバードステントのワイヤーをバルーンと血管壁の間に固定して動かなくする（distal アンカー法）．このアンカー法でカバードステントを破裂部に進めて，バルーンカテーテルとそのワイヤーは抜去して，カバードステントを同部位で拡張する．詳細は「D-2-b カバードステント利用法」を参照いただきたいが，カバードステントでの止血のポイントは，破裂部を十分に覆うことと，留置後は大きめの耐圧バルーンでカバードステントの内側のみを高圧で拡張し，ステントの両端をしっかりと血管壁に密着させて，リークを残存させないことである．

2. 対処術 - d その他

- ロタブレーターの切削によって生じた冠動脈破裂は，しばしば血管壁組織が欠損しているので，これらの方法で止血できない場合は，バルーンカテーテルを拡張して血液の漏出を止めながら，躊躇することなく外科的修復に回すべきである．

b ロタワイヤーの先端が冠動脈にトラップした場合

- 通常のワイヤートラップのように，ロタワイヤーにマイクロカテーテルを進めて，マイクロカテーテルをトラップ部に押し当てて抜くか，横からもう1本ワイヤーを進めて，トラップ部をバルーンで拡張して形状を変える方法が考えられる．
- 上記の方法でワイヤー先端のトラップが解除されなければ，もう1本ロタワイヤーを進め，冠動脈の本幹の比較的遠位部でトラップされたロタワイヤーを切る方法がある．この方法では，切断されたワイヤーは冠動脈内に遺残することになる．

c ロタブレーターワイヤーが離断した場合

- もともと高度石灰化病変であり，各種デバイスのデリバリーは困難であり，回収は非常に難しい．方法としては，スネアでロタワイヤーの近位部を摑んで引き抜くのが理想的である．
- 別のガイドワイヤーを通して，切断されたロタワイヤーを絡めて取るツイストワイヤー法は推奨しない．これは，ロタワイヤー近位部は非常に鋭く硬く，ワイヤーを絡めて抜こうとすると逆行性に冠動脈近位部に突き刺さり，冠動脈破裂をきたすことが危惧されるからである．
- 二次的な合併症を考えると，スネアでの回収が困難であれば，ワイヤーを抜くのではなく，ステントを入れてワイヤーを血管壁に押さえつけるほうが安全と考える．

d burr が離断した場合

- ロタワイヤーが離断していない場合は，ロタワイヤーの先端の不透過部は burr ストッパーで 0.014 inch の径があるので，ワイヤーを引いてくると burr を回収できる可能性がある．
- 確実性を考えれば，子カテをこのロタワイヤーで進めて，burr を覆うようにして抜去することが望ましい．

LEVEL UP のためのアドバイス

- ロタブレーター施行中の冠動脈破裂は，重篤になる危険性が少なくないので，通常の破裂時の止血で無理な場合は，比較的早期に外科的治療を考慮するべきである．この際も，バルーンカテーテルを拡張して破裂部を止血したまま，手術に回すことが必要である．
- ロタワイヤーのスタックは，病変部を拡張して抜くことが考えられるが，もともと拡張しにくい病変であるので，わざと離断させるという方法も考慮する．
- 離断したロタワイヤーは，無理に引き抜くよりも，次善の策として，ステントを入れて血管壁に押しつけてしまうほうが，さらなる血管損傷を生じさせない．

レーザー血管形成術の合併症

1 発生機序と予防法

Essence
- レーザー血管形成術は蒸散により冠動脈プラークや血栓を治療する道具である．
- レーザー血管形成術の合併症予防には 5S（① Size，② Saline，③ Slow，④ Setting，⑤ Selection of lesions）が重要である．

a 発生機序

1）レーザー血管形成術の原理

- レーザー血管形成術の合併症の発生機序を理解するにはまず，レーザー血管形成術の原理から理解する必要がある．
- まず，レーザー（Laser）とは何かということであるが，Light Amplification by Stimulated Emission of Radiation の略で，分子が励起状態から安定状態に移行するときに光を放出する現象を利用して得られる人工の光のことである．この光は単一波長で位相が揃っていることから強力なエネルギーを有している．
- レーザー血管形成術で冠動脈に使われるレーザーは，エキシマレーザー（excimer laser）といわれるキセノンと塩素を励起状態にして融合させた分子，excimer（excited dimer の略）を発信媒質とする 508 nm の波長のパルス発信レーザーで，一般的には ELCA（excimer laser catheter atherectomy）と略される．エキシマレーザーはクールレーザーともいわれ，冠動脈のプラークや血栓を蒸散して治療する道具である．蒸散の原理としては図1にあげる3つの効果がある．

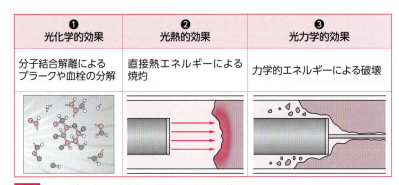

図1 レーザー血管形成術の蒸散のメカニズム

表1　FDAが承認しているELCAの適応

- 慢性完全閉塞（CTO）病変
- 長い病変
- 中等度石灰化病変
- 急性冠症候群（急性心筋梗塞を含む）
- 入口部病変
- 大伏在静脈グラフト病変
- ステント内再狭窄病変

2）合併症の発生機序

- 原則として，プラークや血栓はELCAにより5〜7μmの大きさに蒸散されるので，理論的には微小血管に塞栓を起こさないとされている．しかし，実臨床では病変の性状やELCAカテーテルの操作の仕方による微小血管障害を経験することがある．またELCAはまっすぐ照射されるので，血管がかなり蛇行している場合などは血管壁に直接照射され，冠動脈破裂ということもありうる．

- ELCAカテーテルは原則としてゆっくり前進させることが推奨されているが，ステント内再狭窄病変（in-sent restenosis：ISR）の治療などでステントストラットに引っかかった場合は動かないことがあり，透視上，ゆっくり動いているのか止まっているのか判定が難しく，同一部位ばかり焼灼して冠動脈破裂したという症例もある．一般的にはELCAでの破裂・穿孔は重症となることが多く，止血が困難な症例によく遭遇するので注意が必要である．

- ELCAはいわゆるバルーンによる冠動脈形成術とは異なる原理で冠動脈病変を治療できるので，バルーン血管形成術の不適合病変においても有効な可能性がある．米国食品医薬品局（FDA）が承認している7つの病変は**表1**に示すとおりで，ELCAのよい適応と考えられる．

- PELCAレジストリーという大規模多施設研究[1]によれば，ELCAの合併症を起こしやすい病変形態は以下の順となっている．

  ①分岐部病変
  ②高度偏心性病変
  ③石灰化病変
  ④多枝病変
  ⑤屈曲部病変

- つまりレーザーは直進するので，途中で曲がりが強かったり引っかかったりしやすい病変は合併症が起こりやすいと考えられる．

- 筆者らが施行したULTRAMANレジストリー[2]では合併症は13.1％であり，ELCA[3]や

- ステントストラット（stent strut）　ステントの網状の部分．

PELCAというベアメタルステント時代の欧米のレジストリーに比し，少ない合併症比率であり（13.1％ vs. 20.6％ & 21.4％），特に重篤な合併症である冠動脈破裂も少ない（0.9％ vs. 1.2％ & 1.6％）．約20年遅れで日本で保険償還されたため，欧米の教訓が生かされたことや，日本での画像診断を用いた丁寧なインターベンション手法などが，この低合併症率に寄与した一因と考えられる．

b 予防法

- 合併症予防の一番のポイントは，ELCAカテーテルをゆっくり押し進めること（原則0.5 mm/秒）である．ELCAによる末梢塞栓の多くは，カテーテルを速く押しすぎて，まだ十分蒸散されていないのに機械的にやや大きい血栓またはプラークを押して血管壁からはがれ，それが末梢に流れて行って塞栓を起こすというメカニズムになる．
- また，あまりに動かさないで長時間同一部位を焼灼してしまうと大きな穿孔や冠動脈破裂をきたすことになるので，ゆっくり押して，必ずカテーテルが動いていることを確認することが大切である．
- ECLA手技のポイントとして，5S（後述）といわれているうちの1つのslow（0.5 mm/秒）が大事である．特に穿孔や冠動脈破裂は石灰化部位や，前述したようにISR治療でステントストラットに引っかかり，押しても動かなくて同一部位を一部カテーテル先端が曲がって血管壁側を焼灼し続けた場合などで起こる．そのためゆっくりカテーテルを押したときにかなり抵抗があるようなら，もう一度当たりを変えて焼灼を試みる．大きめのガイディングカテーテルを用いている場合などは，バディーワイヤー法🖉にすることで引っかかりによる同一部位の焼灼を防ぐことができる．
- ELCAは現在，バディーワイヤー法を用いることができる日本で唯一のデバルキングデバイス🖉である．
- ELCA手技の5Sの原則とはすなわち，Size, Saline, Slow, Setting, Selection of lesionsである．以下に詳細を記す．

1）Size（カテーテルのサイズ）

- 原則，ELCAのカテーテルサイズは，まずガイディングカテーテルのサイズによって使えるELCAカテーテルの最大径が決定される（表2）．さらに対照血管径の1/2〜2/3くらいを目安に選択することとなる．
- 原則，ELCAではカテーテル径の大きさしか理論上はデバルキングできない．そのため複数病変を通過させてもELCAのみで手技を終了できることはまれで，追加のバルーンやステント植え込みを施行するのが一般的である．

🖉
- バディーワイヤー法（buddy wire technique）　デバイスの通過をよくするために冠動脈内に2本のガイドワイヤーを通してPCIを行う方法．
- デバルキングデバイス（debulking devise）　冠動脈病変を切除するための治療機器．主にDCAとロータブレーターを意味する．

表2 ELCA カテーテル仕様

	Point 9 (RX)	Point 9 (OTW)	Vitesse Cos (RX)			Vitesse Eccentric (RX)
Tip 外径	0.97 mm 0.038 inch	0.97 mm 0.038 inch	1.4 mm 0.057 inch	1.7 mm 0.069 inch	2.0 mm 0.080 inch	1.7 mm 0.066 inch
Max Tip Outer Diameter (inch)	0.049	0.047	0.062	0.072	0.084	0.072
適合推奨ガイディング (Fr.)	5/6	5/6	6/7	7	8	7
適合ガイドワイヤー (inch)	0.014	0.014	0.014	0.014	0.014	0.014

RX：rapid exchange，OTW：over the wire

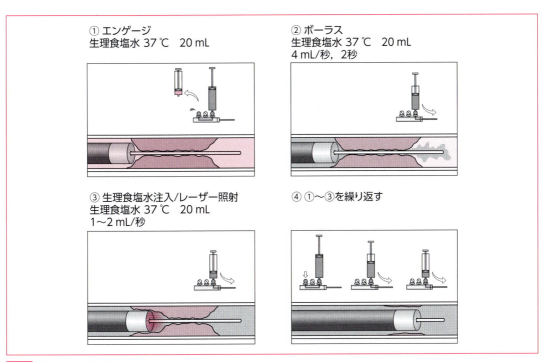

図2 生理食塩水注入法
- レーザー照射領域の造影剤除去
- レーザー照射部位の血液を除去
- 生理食塩水注入法 20 mL シリンジを使用して，10 mL を一気に注入後，残り 10 mL を 5 秒かけて注入する．

2）Saline（生理食塩水のフラッシュ）

- エキシマレーザーは造影剤と反応し，気泡を発生させて一気に圧を上昇させ，穿孔を起こす可能性がある．さらに，赤血球の成分がレーザーを反射・吸収し，その効果を半減させるので，ガイディングカテーテルから生理食塩水をフラッシュして造影剤，血液を除去しながら施行する必要がある（**図2**）．
- 生理食塩水のフラッシュスピードは 4 mL/秒が推奨されている．

L. レーザー血管形成術の合併症

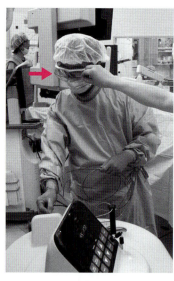

図3 紫外線防御眼鏡

3) Slow（ゆっくり進む）

- ELCA カテーテルを進めるスピードは 0.5 mm/秒が推奨されている．抵抗を感じない程度に軽く押して，ゆっくり照射することがポイントである．
- 前述したように軽く押しても動かないときは何かに引っかかっている場合もあり，同一部位にレーザーが焼灼され穿孔を起こす可能性がある．また逆に速く押しすぎてもスルッと奥へ入りすぎて冠動脈穿孔の危険性が増すため，抵抗を感じない程度の軽い押しでゆっくり進むのを確認しながら施行するのがポイントである（抵抗を感じる場合は先端が何かに当たっている場合があり，当て方を変えるため出し入れすると抵抗が解除される場合がある）．
- 特に Eccentric カテーテルを使用する場合は押すと回転が戻り，予期せぬ部位に焼灼され，穿孔や冠動脈破裂の危険性が増すので注意が必要である．

4) Setting（設定）

- ELCA の設定には少し時間を要する．したがって，緊急時心筋梗塞などで使用する可能性が高いと考えられる場合は早めに ELCA 装置の電源を入れ，設定をしておく必要がある．
- 電源を入れ，ECLA が使用できるまでに 5 分の時間を要する．キャリブレーションはキャリブレーションカテーテルにより施行し，その後，実際に使用するカテーテルで最終的にキャリブレーションを行う．キャリブレーション時は，キャリブレーション施行者は紫外線防御眼鏡をかけてレーザーから網膜を守る必要があり（図3），その他の近くの術者やスタッフはキャリブレーション焼灼の間，目をつむるかレーザーのほうを見ない必要がある．マンパワーがあれば外回りが1人清潔な手袋を装着してやれば（マンパワーが許せば2人でしたほうが早い），オペレーターがインターベンション手技を進めている間に完了できる．
- ELCA の照射時間は Point 9（0.9 mm カテーテル）では 10 秒の焼灼後，5 秒の準備期間，それ以外のサイズのカテーテルでは 5 秒の焼灼後，10 秒の準備期間が設けられている．

- 最初のELCAの設定は照射エネルギー45 mj/mm^2，パルス25 Hzに設定されており，原則としてこの設定から開始する．その後，血管径が大きいなどで蒸散が不十分と考えられた場合は，照射エネルギーの増加を検討し，石灰化などで硬い病変と考えられた場合にはパルス増加を検討する．

5) Selection of lesions（病変の評価）

- 術前に病変を評価し，ロタブレーターが必要と考えられるような極端な石灰化や高度の屈曲を有する病変は避けたほうが無難である[4]．

> **LEVEL UP のためのアドバイス**
> - ELCAカテーテルはゆっくり（0.5 mm/秒）動かす．
> - ELCA施行時は生理食塩水をフラッシュ（4 mL/秒）しながら施行する．
> - 極端な石灰化や高度屈曲病変は避ける．
> - Eccentricカテーテルは慣れてから施行するほうがよい．

文献

1) Bittl JA et al：Clinical success, complications and restenosis rates with excimer laser coronary angioplasty. The Percutaneous Excimer Laser Coronary Angioplasty Registry. Am J Cardiol 70：1533-1539, 1992
2) Nishino M et al：Indications and outcomes of excimer laser coronary atherectomy：Efficacy and safety for thrombotic lesions-The ULTRAMAN registry. J Cardiol 69：314-319, 2017
3) Litvack F et al：Percutaneous excimer laser coronary angioplasty：results in the first consecutive 3,000 patients. The ELCA Investigators. J Am Coll Cardiol 23：323-329, 1994
4) Holmes DR Jr et al：Coronary perforation after excimer laser coronary angioplasty：the Excimer Laser Coronary Angioplasty Registry experience. J Am Coll Cardiol 23：330-335, 1994

L レーザー血管形成術の合併症

2 対処術 ａ 冠動脈破裂

Essence
- ELCA による冠動脈破裂は，時として致死的になりうる．
- ELCA 施行時は，上記を常に念頭に置き，パーフュージョンバルーンやカバードステントをすぐに使えるように準備しておく．

ａ パーフュージョンバルーンを用いた対処術

- ELCA による冠動脈破裂は，エキシマレーザーによるエネルギーおよびカテーテルそのものによる物理的な力により，血管損傷が重度に及び，血行動態の急激な破綻をきたす可能性がある．そのため，まずは常備してあるパーフュージョンバルーンをすぐに使用する（図1）．
- 血管径が大きく，止血が不十分である場合は，ダブルガイドとし，パーフュージョンバルーンにて止血をしながら，より広径のバルーンを進め，止血を試みる（図2）．

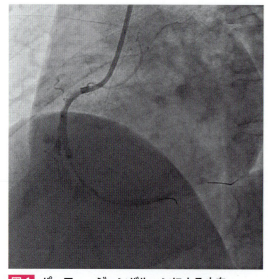

図1 パーフュージョンバルーンによる止血
59歳女性のST上昇型急性心筋梗塞症例．3.5 mmのパーフュージョンバルーンでは止血不十分であった．

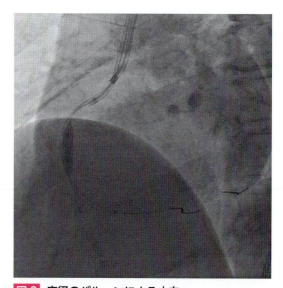

図2 広径のバルーンによる止血
ダブルガイドとし，5 mmのバルーンにて止血．

2. 対処術 − a 冠動脈破裂

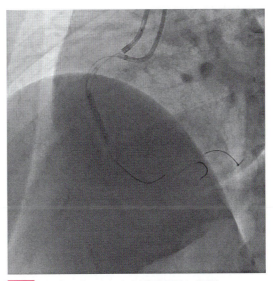

図3 カバードステントを破裂部位に留置

b カバードステントを用いた対処術

- パーフュージョンバルーンを用いても止血困難な場合は，破裂部位にカバードステントを留置する（図3）．
- ワイヤーによる冠動脈穿孔と違い，ELCAによる冠動脈破裂は，エキシマレーザーによるエネルギーおよびカテーテルそのものによる物理的な力により，血管損傷が重度に及び，本症例のようにパーフュージョンバルーンだけでは止血困難になることが予想される．
- ELCAを扱う場合は，常にパーフュージョンバルーンやカバードステントをすぐに使えるように準備しておく必要があると考える．

LEVEL UP のためのアドバイス

- レーザー中は造影剤が使用できないため，患者の症状やバイタル，心電図変化に注意する．

レーザー血管形成術の合併症

2 対処術 ｜ b その他

Essence
- レーザー血管形成術での末梢塞栓予防にはフィルタを入れることが有用である．

- ELCAのその他の合併症としては，筆者らが施行したULTRAMANレジストリー[1]では図1に示すとおりとなっている．蒸散の原理上，血栓やプラークを起こさないようなサイズにまで破壊されるはずであるが，カテーテルを動かすスピードや病変の性状により，ある程度の確率で末梢塞栓が起こりうる．したがって，ELCAの合併症としては末梢塞栓およびslow flow/no flowが最も多くなっている．

a 対処術

- 筆者らの経験上，ELCAカテーテルの使い方に慣れていないうちはカテーテルを速く動かしてしまい，血栓やプラークをよく蒸散しないうちに機械的に押し進めてしまって，末梢塞栓やslow flow/no flowを起こす症例が多かった．やはりELCAカテーテルはゆっくり動かすことが末梢塞栓やslow flow/no flow予防には有効と考える．
- ULTRAMANレジストリーのデータ[1]では，急性冠症候群（ACS）などの血栓性の多い病変でもELCAとフィルタデバイスを併用した症例では，slow flow/no flowはゼロであった．

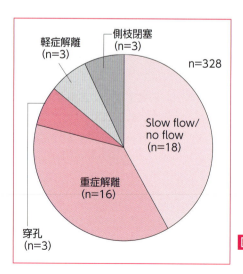

図1 ELCAの合併症（ULTRAMANレジストリーより）

（Nishino M et al：J Cardiol **69**：314-319, 2017 より引用）

- **フィルタデバイス（filter devise）** 先端に折りたたみ可能な傘状，ないしは袋状のメッシュ構造のフィルタを備えたガイドワイヤー．責任病変の末梢に留置して塞栓子を捕捉することにより末梢塞栓を防止する．

血行動態上など，どうしても微小循環障害を起こしたくない場合は両者の併用は有用な方法であると考えられる．
- 合併症が起こった場合の対処術としては，他のインターベンション手技と同様に，末梢塞栓であれば吸引カテーテル，slow flow/no flow であれば「F. slow flow/no flow」を参照いただければよいが，ニトロプルシド，ニコランジルなどの薬剤の冠動脈注入（場合によってはマイクロカテーテルを用いた局所注入）が有効な場合が多い．
- 重症解離の場合は flow limited となっているのでバルーンでまず治療し，反応が悪ければステント植え込みを行う．側枝閉塞の場合も他のインターベンション手技と同様に，閉塞した側枝をワイヤーで可能な限り拾って，うまくいけばバルーン，必要ならステント植え込みという流れとなる．

LEVEL UP のためのアドバイス

- ELCA とフィルタデバイスを併用することが，末梢塞栓予防には最も有用である．
- ELCA の穿孔や冠動脈破裂以外の合併症では原則，他のインターベンション手技と対処術は変わらない．

文献

1) Nishino M et al：Indications and outcomes of excimer laser coronary atherectomy：Efficacy and safety for thrombotic lesions-The ULTRAMAN registry. J Cardiol **69**：314-319, 2017

M 角辻流：IVUS を活用した合併症対処術

1 血腫の診断・対処術

> 本章では Grüentzig Club の一員である筆者が長年の IVUS 使用経験に基づき，「IVUS 情報をいかに合併症の予測・対策に用いるか」をまとめた．内容的に詳細な記述が多く初心者・コメディカルスタッフには難解な部分があるかもしれないが，ぜひ一読していただければと思う．

- PCI トラブルにおける「血腫」には，冠動脈内に留まる「血管内血腫」と，冠動脈の外に存在する「血管外血腫」がある．病理・組織学的な理解は診断・対処において非常に重要であるため，まず病理・組織学的な説明から始める．

a 血腫に関する病理・組織学的な理解

- 血腫とは，血液がある程度のボリュームで限られた空間に存在する状況であり，上記のように「血管内血腫」と「血管外血腫」に分かれる．

1）血管内血腫

- 血管内血腫を形成するための「ある程度のボリュームがある空間」が存在しうる冠動脈内の場所は限られている．臨床的に問題となる大きな冠動脈内血腫が生じるには，①バルーン・ステントなどの拡張操作によって解離が生じやすい，②その解離が伸展するための抵抗が弱い，③解離腔の外側の組織の伸展性が高い，の条件が揃う必要がある．
- 解離を伸展させる力は「冠動脈内の血流圧」である．解離の伸展を止める力は解離腔先端における解離伸展に対する「抵抗」である．解離伸展とは「剝離現象」であり，冠動脈内の剝離抵抗が弱い部分は内膜・中膜間，中膜内，中膜・外膜間と考えられている．
  ※この情報は病理医から得た「冠動脈の固定・切片作製手技中に上記の部分で剝離が生じる」ことと IVUS 画像情報からの推測である．
- 血腫の伸展については，①中膜は血管平滑筋と結合織で構成されることから伸展性が低いため，中膜およびその内側の血腫は拡大しづらい，②動脈硬化プラーク自体は高密度線維組織・低密度線維組織・石灰化・脂質成分・微小血管などからなる複雑な組織であり，解離・剝離が伸展しづらいことから，「内膜プラーク内および中膜の内膜プラーク側には大きな血管内血腫ができにくい」ことが理解できる．事実 20 年以上 PCI を行い数多くの IVUS を見てきた筆者であるが，「血流を阻害するような大きな内膜プラーク内血腫」は過去に 1 例見たことを記憶しているだけである．それに対し，典型的な大きな血管内血腫，IVUS で外膜と中膜の間が裂けており外膜側に何もプラークを認めない症例は日常的に発生し，数え切れない数を観察している．
- まとめると，「血管内血腫（特に臨床的に問題となる大きさの血腫）」は中膜・外膜の間に形

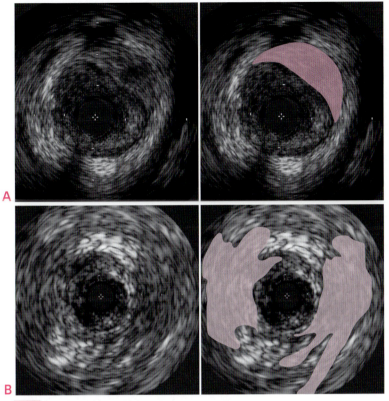

図1 血管内血腫と血管外血腫の IVUS 画像
A：血管内血腫．血腫が外膜内に留まるため，その形は三日月型となる．
B：血管外血腫．血腫が外膜より外側に存在するため血腫の辺縁は不整形・雲状となる．冠動脈周囲は脂肪組織で超音波としては高エコー画像となるのが通常である．Bのような雲状の灰色構造物を観察したときには，血管外血腫の可能性を考えるべきである．

成され IVUS では血腫外側には組織をほとんど認めない．この血腫は「外膜の内側」に存在するため血管全体の形は「丸く」，血腫は「三日月型」となる（図1A）．

※時に薄いプラーク層を外膜側に認めることもあり，中膜の外膜側の解離であれば，流入血流圧によって薄い中膜層が伸展して大きなボリュームの血管内血腫になることがあるのかもしれない．

2）血管外血腫

- 血管外血腫は，血液が外膜を越え血管周囲組織に漏れ出した状況である．その状況では血腫の周囲に外膜のようなしっかりとした構造物は存在しない．したがって血管外血腫は「雲状の不整形」となる（図1B）．この血腫は多くの場合，灰色雲状構造物として観察される．これは血管外膜には組織因子が多く含まれ，血液が血管周囲組織に漏れ出した直後に血栓化するためである．

3) 血　流

- 血腫でもう1つ重要なのは「血流」である．血管内血腫では血腫への「流入血流」，血管外血腫では血管外への「流出血流」と表現されることが多いが，いずれにしても血腫に対し血流が残っているということは，血腫による影響がさらに大きくなる可能性を示している．
- 血腫に対する血流の評価については下記の画像診断の中で詳しく説明する．

b 画像診断

- 上記の血腫は画像診断で診断することが可能である．ただ画像診断の能力・精度によって情報のレベルは異なる

1) アンギオグラフィ

- アンギオグラフィは筆者らが最も容易に使える画像診断である．アンギオグラフィで血腫はどのように観察できるか，上記の組織学的特徴を考えると理解しやすい．
- 血管内血腫は基本的に解離像となる．血腫が末梢でリエントリしていない場合には造影剤が貯留する解離像となり，血腫が末梢でリエントリしている場合には二重腔に見える．
- 血管外血腫は流出血流が残っていると解離や穿孔として観察されるが，血栓化が十分起こっているときには異常所見が認められないこともある．

2) IVUS

- IVUSは高い空間分解能を持ちつつ血管外組織まで血管横断像を観察することが可能であり，観察の際に造影剤や生理食塩水の注入が不要であるため，血腫情報の描出には最も有効である．IVUSで観察された典型的な血管内血腫と血管外血腫は図1に示したとおりである．判断に困るときにはPCI手技前の画像と比較することで正しい判断が可能である．
- 血腫への血流が残存しているかどうか・血流が残っている部位がどこかの判断は，その後の対応にも関係するため非常に重要である．一般的に血流がある内腔のIVUS像は黒っぽくなる（図2C）．これは赤血球が移動しているために超音波の反射が減弱するからである．逆に血流がない，もしくは非常に遅い場合には，赤血球の移動量が小さく超音波反射が減弱しないため白っぽい画像となる（図2B）．この違いを利用し「白っぽい画像の中に入り込む黒っぽい画像」を探すことで血流が残存しているか否か，残存している場合にはその局在診断が可能となる（図2A）．

3) OCT/OFDI

- IVUSとともに血管横断像を観察することができる画像診断であるが，血球除去が必要であるため造影剤・生理食塩水の注入が必要である．血腫が形成されている可能性がある状況で冠動脈内に液体を注入することは，血管内血腫の増大・血管外血腫の増悪をもたらす可能性があり避けるべき手技である．このため光干渉断層法（OCT）/optical frequency domain imaging（OFDI）を血腫の診断・対策には使わないのが一般的である．

1. 血腫の診断・対処術

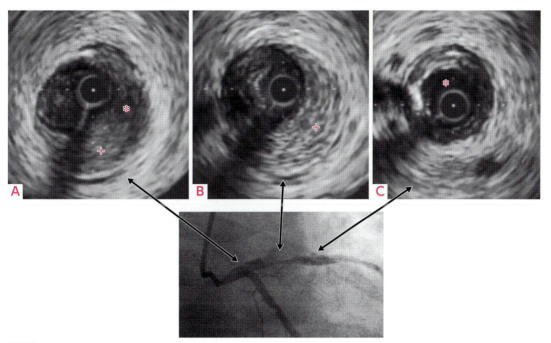

図2 血管内血腫と流入血流
通常の血流は赤血球が速く動いているためC（＊）のように低エコー輝度となる．血管内血腫の中でほぼ血流がない状況ではB（＋）のように高エコー輝度となる．血腫のエントリ部（A）では速い血流と遅い血流が混在，つまり高エコー輝度領域と低エコー領域が混ざった形となる（＊と＋）．この「高エコー内に低エコー」という画像によってエントリ部の同定が可能となる．

C 予測・予防

1）血管内血腫

- 冠動脈形成術は「内腔狭窄部にバルーン・ステントを進め拡張する」という本質から，動脈硬化プラークおよび冠動脈自体が伸展され傷害される（解離形成する）ことは避けられない．そしてその解離が上記の大きな空間を作りやすい中膜・外膜付近に到達するか・解離が到達したとしてその空間にかかる圧（解離を伸展させる力）が解離が広がるときの抵抗よりも大きいかどうかを予測することは非常に困難，つまり「血管内血腫の発生予測」は困難であり，したがって「予防」も困難である．ただ血管内血腫の伸展に関しては，対象部位の抵抗（分枝・すでに留置されているステント・高度動脈硬化病変などの存在）によってある程度の予測が可能である．上記の要素は解離の拡張に対する抵抗を増大させる要素であるため，解離伸展が起こりにくくなる．

2）血管外血腫

- 血管外血腫を作る原因は大別して「穿孔（perforation）」と「破裂（rupture）」がある．もともとの言葉の意味から"perforation"は切手の孔のような小さな孔，"rupture"は破断であり，PCI手技としてはワイヤーによる損傷がperforation（wire perforation）を，バルーン・ステントによる損傷がrupture（coronary rupture）を生じる．

- 血管破裂に関しては，次項「M-2. 冠動脈破裂の予知・診断・対処術」を参照していただきたい．
- 冠動脈穿孔に関しては，「最終的な血管構造の抵抗に対し，ワイヤー先端の血管を穿通しようとする力を小さくすること」が予防策ではあるが，実際には難しいことがある．ただ，血管外血腫そのものは重篤合併症ではない．後述する，血管外血腫から心タンポナーデにしないことが重要である．

d 対処術

1) 血管内血腫

- 血管内血腫の起こしうるトラブルは「急性冠動脈閉塞」である．急性冠動脈閉塞は「血腫内圧が心腔内圧とプラークなどの血管構造の抵抗の和よりも高くなる」ために生じうる．したがって急性冠動脈閉塞への対策は「血腫内圧の低減」および「血管構造の抵抗の増加」となる．
- スコアリングバルーンや血腫内からのワイヤリングによってリエントリを作ることは「血腫内圧」を低下させる．ただ血腫流入部を含めたステント留置は「ステントストラットによる流入血圧の低減」と「血管構造の抵抗の増加」の両方を容易に得られ，リエントリ手技で時に起こりうるさらなるトラブル（実際筆者はスコアリングバルーンによって冠動脈破裂を生じたことがある）のリスクがないことから，筆者は薬剤溶出ステント留置を基本的な対処術としている．

2) 血管外血腫

- 冠動脈破裂の対処術に関しては次項で詳しく述べる．
- 冠動脈穿孔の対処で重要なことは，「冠動脈穿孔・血管外血腫そのものは重篤な合併症ではない」「心タンポナーデが重篤合併症である」ということである．したがって筆者は「心タンポナーデのリスクがあるときはコイル塞栓を行う」という方法を用いて，この数年心タンポナーデを生じない対処ができている．

M 角辻流：IVUSを活用した合併症対処術

2 冠動脈破裂の予知・診断・対処術

- 冠動脈破裂はEllis分類のType Ⅲに分類され（→「D-1. 発生機序と予知法」の表1参照」），その死亡・心タンポナーデの発症率が高い非常に重篤な合併症である．本項では冠動脈破裂を起こさないため・起こしても迅速に対処し重篤合併症に至らせない「予知・診断・対処術」について述べる．

a 冠動脈破裂の機序

- 冠動脈破裂も前項の血腫と同様，その機序・組織学的特性を把握しておくことが重要である．
- 冠動脈破裂ということは，冠動脈外膜・外弾性板・中膜・内弾性板（すでに存在していないこともあるが）・内膜プラークが破断し，血管内腔から血管外組織に到達する空間ができる，ということである．上記構造のうち中膜まで到達する破断はある程度の頻度で出現するのに対し，「外弾性板・外膜」を破断することはまれである．しかしその療法の機序は同じ「過伸展による破断」である（図1）．

b 冠動脈破裂の予知・予防

- 冠動脈破裂を生じた症例の冠動脈破裂前後のIVUS像を示す（図2）．冠動脈破裂後の内腔径は，拡張に使ったバルーンの拡張径まで伸展していた．このことは「破裂前のIVUS画像にバルーン拡張径を上書きすることによって，外膜の過伸展の予測がかなり可能であ

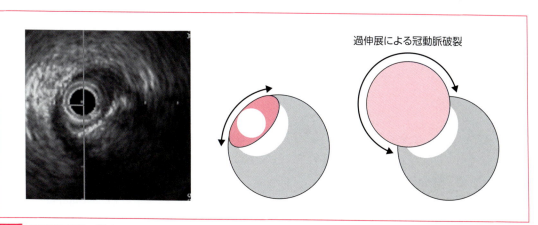

図1 冠動脈破裂の機序
冠動脈破裂をきたしやすいIVUS像は「偏心性の石灰化・線維性プラーク＋対側の非プラーク血管壁」であり，その機序は「外膜・外弾性板の過伸展」である．

M. 角辻流：IVUS を活用した合併症対処術

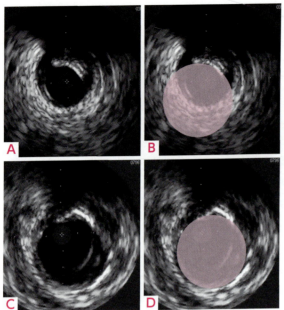

図2 IVUS による冠動脈破裂の予測

PCI による冠動脈破裂前（**A**）・後（**C**）および冠動脈破裂時に使ったバルーン径の円を重ねた画像（**B**・**D**）を示す．冠動脈破裂前後の画像（**A**・**C**）を比べると冠動脈破裂後（**C**）の画像には「石灰化の対側の過伸展」，「血管周囲の不整形低エコー輝度」，「4時方向の内腔と血管外血腫の交通」を認める．さらに冠動脈破裂時に使ったバルーン径の円を重ねると，冠動脈破裂後のバルーン径は内腔径とほぼ完全に一致しており（**D**），冠動脈破裂前の IVUS 画像（**A**）にバルーン径の円を重ねることで「このバルーンがどれほど血管外膜・外弾性板の過伸展をもたらすか」の予測になる（**B**）．ただし多くの症例では外膜・外弾性板の断裂の前に中膜近くが解離し，中膜解離が生じると外膜・外弾性板の過伸展が生じにくくなり，結果的に冠動脈破裂を起こさないことは知っておく必要がある．

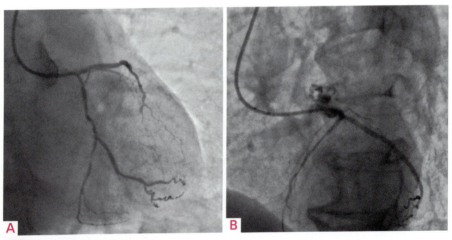

図3 左主幹部での冠動脈破裂症例

大きな支配領域を持つ左冠動脈の LM 狭窄（**A**）に対し，3.0 mm と 2.75 mm を高圧で KBT 施行後 LM に冠動脈破裂を認めた（**B**）．本症例は非常に幸運なことに LM から左前下行枝にかけて拡張したパーフュージョンバルーンによって止血が得られたが，非常に危険な状況であった．

る」ということを示している．上記のような冠動脈破裂ハイリスク病変に対し拡張手技を行う際には，予想バルーン拡張径を IVUS 像に上書きして冠動脈破裂リスクを評価することを強く勧める（図2B）．

● もう1つの冠動脈破裂ハイリスク部位として理解しておくべき部位が「kissing balloon technique（KBT）施行時の近位部・2つのバルーンの拡張部位」である．図3は左前下行枝（LAD）と左回旋枝（LCX）に KBT を施行し，LM に冠動脈破裂を生じてしまった症例である．この症例は非常に幸運なことに LM から LAD にかけて拡張したパーフュージョンバルーン

2. 冠動脈破裂の予知・診断・対処術

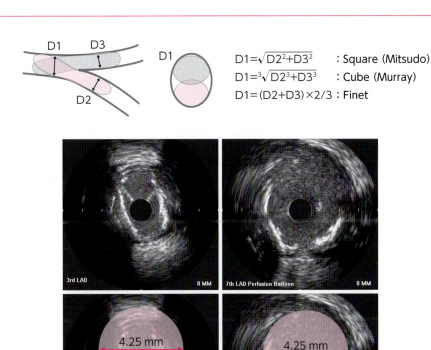

図4 左主幹部の冠動脈破裂症例における破裂前後の IVUS 画像

この左主幹部での冠動脈破裂を予測できなかったかを検証した．KBT 時の近位部でバルーンが2つ重なる断面の拡張を予測するには図上のような方法があるが（代表的な3つを記載），筆者は通常 Square 法を使っている．これは Square での計算値が他の2つの計算値より大きく安全域が広がり，二乗計算は暗算で対応できるためである．左主幹部での冠動脈破裂症例では 3.0 mm と 2.75 mm のセミコンプライアントバルーンを 14～16 気圧で拡張したため拡張径は 3.25 mm と 3.0 mm になっていた．二乗計算から 4.25 mm 径相当となる．この 4.25 mm の丸を冠動脈破裂前後の IVUS 像に重ねるとある程度の冠動脈破裂予測が可能だと思われる．KBT ではバルーン拡張形態が通常のバルーン拡張とは異なるため正確さは劣るが，何もリスク評価をしないことに比べると十分有用と思われる．

が冠動脈破裂部位に位置できたため止血することができたが，一般的には非常に危険な状況である．筆者はこの症例以降，KBT 施行時には二乗計算を行って分枝近位部の IVUS 像に推定 KBT 径を上書きしてリスク評価している（図4）．

C 診断・対処術

- 冠動脈破裂の診断・対処術で重要なことは「なるべく心タンポナーデを作らない」であり，「心タンポナーデの評価を間違えずに行う」である．
- 心タンポナーデを作らないためには流出血流を遮断することが重要である．このため冠動脈破裂リスクがある場合の拡張デバイス（バルーン・ステント）は拡張終了後に抜かずに造

M. 角辻流：IVUSを活用した合併症対処術

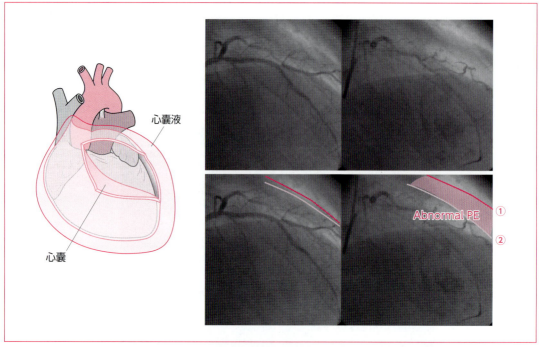

図5 アンギオグラフィ像で心嚢液貯留の判断をする方法
心嚢液は「壁側心外膜①」と「臓側心外膜②」の間の空間に貯留する．壁側心外膜は透視で見える「心陰影」であり，臓側心外膜は冠動脈の位置がその位置に近い．冠動脈から臓側心外膜の位置を知るには冠動脈の接線方向を観察する．本図の症例のように右頭側(RAO・Cranial)での対角枝は非常に判断しやすい情報である．
※脂肪組織で冠動脈が覆われている場合には冠動脈と臓側心外膜の間には距離があるが，通常短い距離である．

影を行い，もし流出血流が認められたら即時に再拡張・流出血流遮断を行う．この血流遮断中にパーフュージョンバルーンを準備し，なるべく早くにパーフュージョンバルーンに交換，長時間の拡張・止血手技を行う．もちろん最終的にはカバードステント留置が必要になる場合も多いので，カバードステントの準備も行う．これが心タンポナーデを回避する手技であり，このために事前のIVUS情報から冠動脈破裂リスクがあるとの判断，必要なデバイス（パーフュージョンバルーン）・薬剤（ノルアドレナリン）の準備が重要である．

● これらの手技の途中で，どれほど心嚢液が貯留しているかの判断をアンギオグラフィで行うことも重要である（心エコーは正確だが手技を止めるために経時的に行うのは困難である）．アンギオグラフィで心嚢液を評価する際には「心陰影」と「冠動脈」の位置を見る．この際の「冠動脈の位置」は冠動脈が心臓の辺縁に対し接線方向となる位置であり，具体的には右頭側(RAO・Cranial)像での対角枝，左前斜位(LAO)像での鈍縁枝などである．心陰影は「壁側心外膜の位置」を示し，心臓辺縁に接線方向となる冠動脈は「臓側心外膜の位置」を示すため，心陰影と接線方向冠動脈の間の空間が，元来存在する心表面の脂肪もしくは貯留した心嚢液となる．このアンギオグラフィでの心嚢液貯留サインを経時的に観察・評価しながら手技を行うことで「心タンポナーデの判断遅れ」を回避することが可能である（図5）．

● 対処に関して，筆者はIVUS情報を有効に用いることで，心タンポナーデのみならずカ

2. 冠動脈破裂の予知・診断・対処術

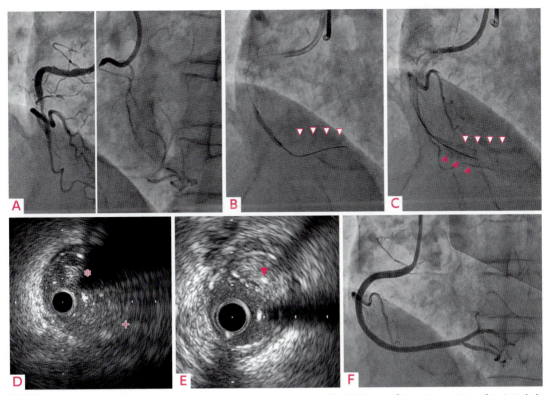

図6 冠動脈破裂をきたしたが IVUS 情報をもとにワイヤリングを施行し，プラークシーリングによる止血および血行再建に成功しえた RCACTO の一症例

右冠動脈 (RCA) は中位部で閉塞．主たる側副血行路は大動脈から直接分枝する中隔枝であった (**A**)．アンテグレードワイヤーが末梢真腔を捉えられなかったためレトログレードに移行したものの，レトログレード手技が可能なチャンネルがなく，最終的にアンテグレード・IVUS ガイドによるワイヤーリエントリを行うこととした．最初の，偽腔に進んだと考えていたワイヤーに 2.0 mm バルーンを進め拡張を行ったが (**B**)，実際にはこのワイヤーはすでに冠動脈外に進んでおり (正しい RCA 遠位部は白矢頭)，2.0 mm バルーン拡張による冠動脈破裂を生じてしまった (**C**)．少量の造影を行ったところ正しい RCA の偽腔 (白矢頭) と血管外への造影剤漏出 (赤矢頭) を認めている．
心タンポナーデを作らないために，上記のように RCA 近位部のバルーン拡張で冠動脈外への血流を遮断しつつ，ダブルガイドにしてもう 1 つのシステムでソフトワイヤーを進めた．このソフトワイヤーを冠動脈内血腫 (俗にいう subintimal space) に進めることができたため，血流遮断をごく短時間解除して IVUS を進め，再び血流遮断しつつ IVUS 情報を得た．**D** が IVUS で同定した血管破裂部位である．3〜4 時方向に血管内から血管外へと連続している血流像を認め (冠動脈破裂部：+)，ワイヤーを進めるべきプラーク部を 12 時から 2 時方向に認める (＊)．
IVUS から明確な「冠動脈破裂部位」「もともとの閉塞冠動脈プラーク位置・大きさ」の情報を得ることができたため血流遮断したまま CTO ワイヤーを「冠動脈破裂の近位部」より操作し，結果的にプラーク内に CTO ワイヤーを進めることに成功した (**E**, 赤矢頭)．結果的に末梢真腔にワイヤー通過ができ，その後の慎重な拡張・ステント留置術によってこの症例はカバードステントを使用することなく完全止血と血行再建を成し遂げることができた (**F**)．

バードステントの使用も回避できた症例を経験している (**図6**)．

- IVUS は冠動脈破裂などの重篤な状況においても「リアルタイムの組織学的情報」を提供できる唯一のイメージデバイスである．IVUS の組織学的情報とそのもととなる冠動脈の組織学的情報を組み合わせることで，合併症の予測・対処が可能となることを知っておいていただきたい．

索引

欧文

A

AAD（type A acute aortic dissection）　119
ACS（acute coronary syndrome）　78, 119, 164
AMI（acute myocardial infarction）　66, 73
Angio-Seal　103
attenuated plaque　67, 69, 71

B

bailout　136
Blush スコア　73
buddy wire technique　158
burr　155
　——スタック　139, 141, 151
　——離断　139, 142

C

CDC（Centers for Disease Control and Prevention）ガイドライン　110
CIN（contrast induced nephropathy）　127
CKD（chronic kidney disease）　127
coronary perforation　☞冠動脈穿孔
coronary rupture　☞冠動脈破裂
C-STOPPER コイル　53
CTO（chronic total occlusion）　25, 51, 63

D

DCA（directional coronary atherectomy）　33
debulking devise　158
DES（drug eluting stent）　85
direct stent　82

E

eGFR（estimated glomerular filtration rate）　127, 129
ELCA（excimer laser catheter atherectomy）　156, 162
　——カテーテル仕様　159
　——の適応　157
Ellis 分類　33, 53, 86
engage　4
EN Snare　12
extravasation　33

F

filter devise　164
FILTRAP　72, 73

G

GRAFTMASTER　45
GuideLiner　46, 140, 143
GUIDEPLUS　25, 83

H, I

Hilal　53
IVUS（intravascular ultrasound）　3, 69, 166, 168
　——コア　10
　——スタック　3, 8, 9

J

J-PCI レジストリー　1

K

KBT（kissing balloon technique）　172
KUSABI　114

M

malapposition　6
microvessel spasm　114

N

napkin ring　21
no flow　66, 78, 139, 145
　——予防法　71
no reflow 現象　66

O

OCT（optical coherence tomography）　13, 168
OFDI（optical frequency domain imaging）　168
OptiCross　5
over the wire balloon　16

P

PCD（percutaneous drainage）　110
PCI トレーナー　9, 12
PCI レジストリー　1, 127
POBA（percutaneous old balloon angioplasty）　33, 63
positive remodeling　72
psoas position　109

R

rapid exchange balloon　16
RBP（rated burst pressure）　21, 115
recoil　105
remodeling　67
Ryusei　43

S

slow flow　66, 78, 139, 145
　——予防法　71
soft plaque　67
Soutenir　18
Spring Coil　18
ST 上昇　118
　——型急性心筋梗塞　73
stent delivery system　81
stent strut　4, 157
subintimal space　27

T

Tornus　17, 135
torquer　24
trapping 法　64
TRI（trans-radial coronary intervention）　99
Two Wire 法　12, 88

Y

Y コネクター　113

索引

和文

あ
アンカーバルーン　10
アンギオグラフィ　168, 174

え
エグジットポート　6
壊死性コア　71
エンゲージ　4

か
加圧器　115
ガイディングシース　133, 134
ガイドワイヤースタック　13, 15
ガイドワイヤー穿孔　99
仮性動脈瘤　91
カテーテルキンク　132
カバードステント　45, 153, 163
冠虚血　119
間接止血　100
感染性動脈瘤　106
冠動脈 CT　67
冠動脈血腫　27, 30
冠動脈穿孔　33, 51, 58, 63
冠動脈造影　68
冠動脈入口部　3, 8
冠動脈破裂　33, 38, 45
　　──の予測因子　37
　　──の予知・診断・対処術　171
　　──への対処に関するフローチャート　43
　　ELCA による──　162
　　ロタブレーターによる──　139, 140, 148

き
偽腔　27, 120
逆行性血腫　30
急性 A 型大動脈解離（AAD）　119
急性冠症候群（ACS）　78, 119, 164
急性心筋梗塞（AMI）　66, 73
キンク　132

く
空気塞栓　112, 117

け
グースネックスネア　12, 23, 86
　　──の使用方法　87

け
経橈骨動脈インターベンション（TRI）　99
経皮的古典的バルーン血管形成術（POBA）　33, 63
経皮的ドレナージ（PCD）　110
経皮的トロンビン注入法　92
血管外血腫　167
血管穿孔　99
血管内血腫　27, 30, 166
血管内超音波　☞ IVUS
血管閉塞　104
血腫　27, 30, 166
　　──形成　104
血栓吸引カテーテル　75
血栓吸引用シリンジ　64
血栓吸引療法　73
血流　168

こ
コイル　53
コイルインサーター　55
抗血小板療法　73
後腹膜血腫　95
後方超音波減衰像　☞ attenuated plaque
子カテ　25, 143, 151

さ
再出血　104

し
紫外線防御眼鏡　160
自家血栓　59
止血法
　　カバードステントによる──　46
　　コイルによる──　54
　　自家血栓による──　59
　　ダブルガイドシステムによる──　39
　　バルーンによる低圧拡張を用いた──　38
　　フィブリン糊による──　59
　　マイクロカテーテルによる──　64
自己凝血塊　57
自己脂肪組織　57
脂質プール　69, 71
シースレスガイド　133, 134
シャント形成　101
順行性血腫　30
ショートモノレール構造　3
シリンジ接続法　114
真腔　120
心タンポナーデ　33, 38, 58, 173
　　遅発性──　57
心嚢液貯留　174

す
推定クレアチニンクリアランス（CrCl）　129
推定糸球体濾過量（eGFR）　127, 129
スタック　3, 151
　　burr ──　139, 142, 151
　　IVUS ──　3, 8, 9
　　ガイドワイヤー ──　13, 15
　　バルーン ──　21, 23
ステントストラット　4, 6, 157
ステント脱落　81, 85
ステントデリバリーシステム　81
スネア　87
スネアループ　24

せ
生理食塩水のフラッシュ　41, 58, 59, 139, 147, 159
穿刺部位の解剖　96
穿刺部合併症　91

そ
造影剤腎症（CIN）　127
塞栓物質　58

た
体循環　145
ダイレクトステント　82
ダブルガイドシステム　39, 153

索　引

ち
チェックバルブ現象　21
遅発性心タンポナーデ　57
腸腰筋膿瘍　108
直接止血　99, 100

て
デ・エスカレーション　111
デバルキングデバイス　158

と
橈骨動脈閉塞　101
動静脈瘻　91, 93
トルカー　24

な
ナックルワイヤー　65
ナプキンリング　21

に
ニコランジル　78
ニトロプルシド　79, 145
日本心臓血管データベース　1

の
脳循環　145
ノルアドレナリン　145

は
バディーワイヤー法　158
パーフュージョンバルーン　38, 39, 162
バルーン　16, 38
　——加圧時の注意点　116
　——スタック　21, 23
　——破裂　36, 115

ひ
光干渉断層法（OCT）　13, 168

ふ
フィブリン糊　59, 61
フィルタデバイス　164
プッシャースタイレット　55

へ
ベアマウント　81
ベイルアウト　136

ほ
方向性冠動脈粥腫切除術（DCA）　33
ポジティブリモデリング　72

ま
マイクロカテーテル　15, 54, 63, 64

末梢塞栓　164
マルアポジション　6
慢性完全閉塞（CTO）　25, 51, 63
慢性腎臓病（CKD）　127

や，よ
薬剤溶出ステント（DES）　85
予防的血液透析　130

り
リコイル　105
リモデリング　67

れ
レーザー血管形成術　156, 162, 164
　——蒸散のメカニズム　156

ろ
ロタブレーター　79, 139, 145, 148, 151, 153
　——ワイヤーの離断　139
ロタワイヤー　139, 141, 142

わ
ワイヤーバイアス　140

こんなときどうする？PCIトラブルの対処術

2018年8月15日　発行	監修者　坂田泰史
	編集者　Grüentzig Club 編集委員会
	南都伸介，藤井謙司，西野雅巳
	発行者　小立鉦彦
	発行所　株式会社　南江堂
	〒113-8410 東京都文京区本郷三丁目42番6号
	☎(出版)03-3811-7236　(営業)03-3811-7239
	ホームページ http://www.nankodo.co.jp/
	印刷・製本　公和図書
	装丁　星子卓也（ペントノート）

Troubleshooting for PCI : Successful Bailout Strategy
© Nankodo Co., Ltd., 2018

定価はカバーに表示してあります．
落丁・乱丁の場合はお取り替えいたします．
ご意見・お問い合わせはホームページまでお寄せください．

Printed and Bound in Japan
ISBN978-4-524-24141-5

本書の無断複写を禁じます．
JCOPY 〈(社)出版者著作権管理機構 委託出版物〉

本書の無断複写は，著作権法上での例外を除き，禁じられています．複写される場合は，そのつど事前に，（社）出版者著作権管理機構（TEL 03-3513-6969，FAX 03-3513-6979，e-mail: info@jcopy.or.jp）の許諾を得てください．

本書をスキャン，デジタルデータ化するなどの複製を無許諾で行う行為は，著作権法上での限られた例外（「私的使用のための複製」など）を除き禁じられています．大学，病院，企業などにおいて，内部的に業務上使用する目的で上記の行為を行うことは私的使用には該当せず違法です．また私的使用のためであっても，代行業者等の第三者に依頼して上記の行為を行うことは違法です．

〈関連図書のご案内〉　　　＊詳細は弊社ホームページをご覧下さい《www.nankodo.co.jp》

循環器疾患最新の治療2018-2019
永井良三 監修／伊藤 浩・山下武志 編　　　B5判・538頁　定価（本体10,000円＋税）　2018.1.

循環器内科ゴールデンハンドブック（改訂第4版）
半田俊之介・伊苅裕二・吉岡公一郎 監修　　　新書判・610頁　定価（本体4,800円＋税）　2018.4.

循環器科の心電図 ECG for Cardiologists
村川裕二 編　　　B5判・224頁　定価（本体6,000円＋税）　2018.7.

むかしの頭で診ていませんか？ 循環器診療をスッキリまとめました
村川裕二 編　　　A5判・248頁　定価（本体3,800円＋税）　2015.8.

こうすれば必ず通過する！PCI医必携ガイドワイヤー"秘伝"テクニック
村松俊哉 編　　　B5判・294頁　定価（本体8,300円＋税）　2018.2.

達人が教える！PCI・カテーテル室のピンチからの脱出法119
村松俊哉 編　　　B5判・590頁　定価（本体12,000円＋税）　2014.3.

インターベンション医必携 PCI基本ハンドブック
伊苅裕二 編著　　　B5判・318頁　定価（本体7,200円＋税）　2017.7.

抗血小板療法 エキスパートの"勘どころ"
中村正人 編　　　A5判・224頁　定価（本体3,600円＋税）　2016.12.

虚血評価ハンドブック PCI・カテーテル室スタッフが知っておくべき最新の知識
中村正人・田中信大 編　　　B5判・194頁　定価（本体5,800円＋税）　2016.2.

末梢血管疾患診療マニュアル
東谷迪昭・尾原秀明・金岡祐司・水野 篤 編　　　B5判・494頁　定価（本体14,000円＋税）　2018.3.

PCI・EVTスペシャルハンドブック
南都伸介・中村正人 編　　　B6変型判・290頁　定価（本体4,300円＋税）　2010.8.

グロスマン・ベイム 心臓カテーテル検査・造影・治療法（原書8版）
絹川弘一郎 監訳　　　B5判・1,336頁　定価（本体30,000円＋税）　2017.5.

誰も教えてくれなかった 心筋梗塞とコレステロールの新常識
伊苅裕二 著　　　A5判・146頁　定価（本体2,800円＋税）　2018.3.

新 肺高血圧症診療マニュアル 根治を目指す最新の治療指針
伊藤 浩・松原広己 編　　　B5判・294頁　定価（本体5,800円＋税）　2017.3.

診断モダリティとしての心筋病理
心筋生検研究会 編　　　B5判・222頁　定価（本体10,000円＋税）　2017.3.

β遮断薬を臨床で活かす！エキスパートからのキーメッセージ50
伊藤 浩 編　　　A5判・182頁　定価（本体3,200円＋税）　2013.12.

抗凝固療法の神話と真実 適切な心房細動管理のために
石川利之 著　　　A5判・164頁　定価（本体3,000円＋税）　2016.7.

聞きたかった！心房細動の抗凝固療法 ズバリ知りたいNOAC使用のホンネ
池田隆徳 著　　　A5判・188頁　定価（本体3,000円＋税）　2015.4.

定価は消費税率の変更によって変動いたします。消費税は別途加算されます。